GU RATGEBER NATURMEDIZIN

Apotheker Mannfried Pahlow
Apothekerin Elisabeth Buchtala

Mit Homöopathie natürlich behandeln

- Sanfte Hilfe bei Erkältungen, Magen-Darm-Störungen, Kopfschmerzen, Migräne, Schlafstörungen und anderen Alltagsbeschwerden
- Anleitung zur Selbstbehandlung
- Mit Wegweiser zum passenden Mittel

GU GRÄFE UND UNZER

Wichtiger Hinweis

Die von den Autoren der Reihe GU Ratgeber Naturmedizin vertretenen Auffassungen weichen teilweise von der allgemein anerkannten medizinischen Wissenschaft ab. Auch die Homöopathie ist umstritten, obgleich ihre Heilerfolge nicht zu übersehen sind.
Jeder Leser ist aufgefordert, in eigener Verantwortung zu entscheiden, ob und inwieweit er die in diesem Buch erteilten Ratschläge zur Anwendung homöopathischer Mittel befolgen will.
Es muß darauf hingewiesen werden, daß hinter scheinbar leichten Befindlichkeitsstörungen gelegentlich auch schwere Erkrankungen verborgen sein können, die ärztlicher Behandlung bedürfen.
Jeder Heilmethode, so auch der Homöopathie, sind Grenzen gesetzt, die es zu beachten gilt. In diesem Buch ist deshalb jeweils darauf hingewiesen, wann nach Ansicht der Autoren die Grenze der Selbstbehandlung erreicht ist. Halten Sie sich bitte an die Anleitungen, die auf den Seiten 13 und 15 zusammengestellt sind.

Erklärung der Symbole

Homöopathische Mittel werden aus Pflanzen, Mineralien und Stoffen aus dem Tierreich bereitet. Die Symbole neben den Namen der ausgewählten Homöopathika (▸ Seite 17 bis 91) bedeuten:

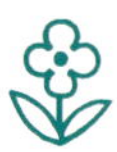
Pflanze

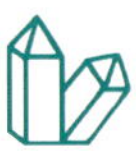
Mineral

Tier

Inhalt

Ein Wort zuvor 5

Homöopathie – die sanfte Heilweise 7

Krank ist immer der ganze Mensch 7
   Krankheitszeichen in vielerlei Ausprägung 7
   Krankheitszeichen – Signale von Körper und Seele 7
Behandlung des ganzen Menschen 8
   Ähnliches möge Ähnliches heilen 8
   Das Arzneimittelbild 9
   Arzneimittelbild = Summe der Krankheitszeichen 9
   Sanfte Heilung durch das passende Mittel 10
Von der natürlichen Substanz zum Heilmittel 10
Ganzheitliche Wirkung 12

Die Behandlung mit Homöopathika 13

So finden Sie zu Ihrem Mittel 13
Lernen Sie Ihr Mittel kennen 13
So wenden Sie Ihr Mittel richtig an 15

Die Homöopathika, ihre Anwendung 17

Substanz – Arzneimittelbild – Dosierung

Aconitum – Gegen den ersten Fieberansturm einer Erkältung 17

Apis mellifica – Wenn Schmerzen brennen und stechen 21

Argentum nitricum – Gegen Lampenfieber und Examensangst 24

Arnica – Gegen die Folgen einer Gewebeschädigung 27

Arsenicum album – Für abgemagerte, ausgezehrte Patienten 30

Belladonna – Wenn sich im Körper eine Entzündung festgesetzt hat 33

Bryonia – Für arbeitsame, sorgenvolle Menschen 39

Calcium carbonicum Hahnemanni – Wenn es Körper und Seele an Spannkraft und Schwung mangelt 42

Chamomilla – Für unleidliche Kinder und Erwachsene 47

Drosera – Ein homöopathisches Hustenmittel 51

Gelsemium – Für benommene, apathische Patienten 53

Hepar sulfuris – Wenn bestehende Entzündungen zu eitern beginnen 57

Ipecacuanha – Wenn der Magen Probleme bereitet 61

Mercurius solubilis – Gegen entzündliche Veränderungen an Schleimhaut und Haut 63

Nux vomica – Wenn Streß und Hektik krank machen 67

Phosphorus – Für leicht erschöpfbare und nervöse Patienten 69

Pulsatilla – Für empfindsame, zaghafte Menschen 74

Rhus toxicodendron – Das Rheumamittel der Homöopathie 78

Silicea – Für schüchterne, ängstliche Patienten 81

Sulfur – Aktiviert den Stoffwechsel, stärkt die Reaktionskraft des Körpers 86

Zum Nachschlagen 92

Wegweiser zum passenden Mittel 92
Sachregister 95

Ein Wort zuvor

Die Homöopathie ist eine sanfte Heilweise, mit der man sowohl akute Beschwerden als auch chronische Leiden lindern und heilen kann.
Vor fast zweihundert Jahren begründete der Arzt Dr. Samuel Hahnemann diese Heilmethode. Er war der Auffassung, daß Krankheiten durch Veränderungen in Gefüge und Zusammenwirken aller Lebenskräfte des Menschen hervorgerufen werden, daß demzufolge nicht nur ein einzelnes Organ erkrankt, sondern der ganze Mensch. Deshalb gilt es, bei der homöopathischen Behandlung den ganzen Menschen mit all seinen körperlichen und seelischen Eigenheiten einzubeziehen, es werden also nicht allein die erkennbaren Krankheitssymptome behandelt.

Der »ganze« Mensch ist betroffen

Die Homöopathie hat sich gegen viele Widerstände durchgesetzt; ihre Heilerfolge waren und sind unbestritten. Immer mehr Menschen wenden sich heute dieser Heilmethode zu.

Die für diesen GU-Ratgeber ausgewählten homöopathischen Arzneimittel gegen häufige Alltagsbeschwerden und Befindlichkeitsstörungen sind in der jeweils angegebenen Dosierung wirksam – und dies ohne schädliche Nebenwirkungen. Sie helfen aber nur dann wirklich, wenn sie richtig eingesetzt werden. Durch die Behandlung mit Homöopathika soll der ganze Mensch gesunden, es sollen seine Beschwerden nicht nur unterdrückt werden. Gründliche Selbstbeobachtung, gründliche Beobachtung des Erkrankten ist daher unabdingbar, weil nur so das richtige, das passende Arzneimittel (Simile) gefunden werden kann.

Wichtig: Die Selbstbeobachtung

Diese Besonderheit der homöopathischen Behandlungsweise haben wir bei der Erarbeitung dieses Ratgebers sorgfältig berücksichtigt und erklärt, vor allem im Hinblick auf die Selbstbehandlung:

- Das Wesen der Homöopathie ist verständlich erläutert; Sie erfahren, wie homöopathische Mittel hergestellt werden, wie sie wirken und auf welche Weise sie eingesetzt werden (→ Seite 7 bis 15).
- Ein ausführliches Beschwerdenregister (→ Seite 92), ein Wegweiser, führt Sie zum passenden Mittel, dem Simile.

● Vorgestellt werden ausgewählte Homöopathika (→ Seite 17 bis 91), mit denen Sie nebenwirkungsfrei alltägliche Befindlichkeitsstörungen und Beschwerden erfolgreich behandeln können. Die Palette reicht von Erkältungskrankheiten – Halsweh, Husten, Schnupfen, leichtem Fieber –, Nervosität, streßbedingten Beschwerden, Schlafstörungen, Magenbeschwerden über Rheuma und Gicht bis hin zu Altersbeschwerden und Kinderkrankheiten.

Richtige Anwendung

Bitte machen Sie sich vor Behandlungsbeginn mit den Erläuterungen, aber auch mit den Anleitungen (→ Seite 13) gründlich vertraut; dies ist die Voraussetzung für eine erfolgreiche homöopathische Behandlung. Wie jeder Heilmethode sind auch der Homöopathie Grenzen gesetzt, die beachtet werden müssen – vor allem bei der Selbstbehandlung. Wir haben deshalb Krankheiten oder unklare Beschwerden, die für den Laien schwer einzuordnen sind und deren Behandlung durch den Arzt erfolgen muß, ausdrücklich von jenen Beschwerden unterschieden, die Sie selbst behandeln können. Aber auch hinter scheinbar »harmlosen« Krankheitszeichen kann sich einmal eine ernstere Krankheit verbergen, die dann unbedingt unter ärztlicher Verantwortung behandelt werden muß.

Die Grenzen der Selbstbehandlung

Wenn Sie sich an die Grenzen der Selbstbehandlung halten, können Sie sich und Ihrer Familie bei vielen Befindlichkeitsstörungen und Alltagserkrankungen mit den vorgestellten homöopathischen Mitteln wirklich helfen.

Mannfried Pahlow
Elisabeth Buchtala

Homöopathie – die sanfte Heilweise

Homöopathie ist eine bewährte Heilmethode, die sich der ganzheitlichen Sichtweise bedient. Was ist damit gemeint?

Krank ist immer der ganze Mensch

Krankheitszeichen von Körper und Seele

Wenn eine Krankheit von einem Menschen Besitz ergreift, sind stets – wir wissen es alle – Körper und Seele betroffen; an beiden zeigen sich Krankheitszeichen, die beachtet und behandelt werden müssen. Ein Beispiel kann dies deutlich machen:

Quälender Kopfschmerz wird immer auch Stimmung und Leistungsfähigkeit des Schmerzgeplagten beeinflussen. Aber nicht alle Menschen reagieren gleich. Der eine nimmt den Schmerz eher gelassen hin, wissend, daß er bald vorübergeht, und macht seine Arbeit wie gewohnt. Ein anderer leidet sehr stark unter seinen Schmerzen, er klagt darüber, kann sich auf seine Arbeit nicht konzentrieren und legt sich vielleicht verstört ins Bett.

An diesen Extremen wird deutlich: Jeder von uns erlebt Kopfschmerzen auf seine Weise, jeder geht auf seine, die nur ihm eigene Weise damit um.

Krankheitszeichen in vielerlei Ausprägung

Ein Kopfschmerz ist nicht wie der andere; mal sitzt er mehr hinter der Stirn, mal in den Schläfen oder im Hinterkopf, mal zieht er sich zum Nacken und löst ein Gefühl von Steifheit aus; mal kommt er wie angeflogen, ein anderes Mal entwickelt er sich langsam; mal wird er ausgelöst von einem Schnupfen, mal von körperlicher Überanstrengung oder seelischer Spannung.

Krankheit drückt sich unterschiedlich aus

Jeder von uns kann also Kopfschmerzen in vielerlei Art und Ausprägung bekommen – abhängig auch von seiner augenblicklichen Befindlichkeit oder von anderen Begleitumständen.

Krankheitszeichen – Signale von Körper und Seele

Aus homöopathischer Sicht sind Krankheitszeichen – zum Beispiel die Kopfschmerzen – nicht die Krankheit an sich,

Krankheit – ein Signal

sondern werden nur durch sie verursacht. Die Krankheitsursache liegt tief in den Strukturen unseres Seins, sie ist verborgen hinter körperlichen und seelischen Krankheitszeichen.

Wir sollten Krankheitszeichen als Signale verstehen, die Körper und Seele dann setzen, wenn irgendwo etwas nicht in Ordnung ist.

Behandlung des ganzen Menschen

Das homöopathische Prinzip

Die homöopathische Behandlung ist demzufolge ausgerichtet auf den ganzen Menschen, seine körperlichen und seine seelischen Eigenheiten, die stets betrachtet werden müssen als Einheit mit all ihren Wechselbeziehungen.
Samuel Hahnemann (1755 bis 1843), Begründer der Homöopathie, faßte dies alles in dem einfachen Satz zusammen: »Es gibt keine Krankheiten, nur Kranke.«

Ähnliches möge Ähnliches heilen

Eine weitere Besonderheit der Homöopathie ist zu erläutern: der Ähnlichkeitssatz. Hahnemann erklärt diese Grundregel so: »Wähle, um sanft, dauerhaft und schnell zu heilen, in jedem Falle eine Arznei, welche ein ähnliches Leiden (homoion pathos*) von sich erregen kann, als sie heilen soll.«

Durch einen »Zufall« entdeckt

Es war, wie so oft in der Wissenschaft, der Zufall, der Hahnemann den Weg wies. Bei der Beschäftigung mit einem wissenschaftlichen Beitrag über die Chinarinde erschien ihm eine darin gemachte Aussage unrichtig. Um den fraglichen Punkt nachzuprüfen, unternahm er einen Arzneimittel-Selbstversuch – er nahm Chinarinde ein. Zu seinem Erstaunen stellte er fest, daß sich bei ihm jene Beschwerden einstellten, die mit Hilfe der Chinarinde kuriert wurden, nämlich Anfälle von Wechselfieber.

* Vom griechischen »homoion pathos = ähnliches Leiden« wird der Begriff »Homöopathie« abgeleitet, von »allos = anders« der Begriff »Allopathie«.

Dieses Experiment war das erste von vielen; Hahnemann leitete daraus den Ähnlichkeitssatz ab: »Similia similibus curentur = Ähnliches möge Ähnliches heilen«.

Das Arzneimittelbild

In der Folge untersuchte Hahnemann nun an sich, an Freunden, an Bekannten unzählige Mittel pflanzlicher, tierischer und mineralischer Herkunft auf ihre Wirkung am gesunden Menschen. So schuf er durch Arzneimittelprüfungen die Arzneimittelbilder.

Arzneimittelbild = Summe der Krankheitszeichen

Die Wahl des passenden Mittels

Von welcher Bedeutung es ist, alle vorhandenen Krankheitszeichen, aber auch die Wesenseigenheiten eines Menschen bei der Wahl des passenden Mittels einzubeziehen, läßt sich ebenfalls am Beispiel »Kopfschmerzen« erläutern:
Dumpfe, drückende Kopfschmerzen, bei denen der Patient das Gefühl hat, als sei ihm ein enges Band um den Kopf gelegt worden, die als Schmerzen im Nacken beginnen und sich von dort aus über den ganzen Kopf oder über nur eine Kopfseite bis zu den Augen ziehen, die als besonders stark empfunden werden, wenn man sich in Gedanken mit ihnen beschäftigt, die sich nach einer Blasenentleerung bessern, die begleitet sind von einem Gefühl großer Erschöpfung und Müdigkeit, auch oft von Sehstörungen und Schwindelanfällen, vor allem bei Bewegung, und häufig nach großen Anstrengungen oder Aufregungen auftreten – diese besonderen Kopfschmerzen sind erfolgreich zu behandeln mit Gelsemium, dem Homöopathikum aus dem Falschen Jasmin, und nur mit diesem Mittel, weil es in seinem Arzneimittelbild zu den Krankheitszeichen paßt.

Schmerz ist nicht gleich Schmerz

Kopfschmerzen dagegen, wie sie nach zu reichlichem Genuß von Nikotin oder Alkohol auftreten können, vor allem bei Menschen mit aufbrausendem, reizbarem Temperament, bei »Manager-Typen«, die ständig unter Hochspannung stehen und den ganzen Tag über »gestreßt«, gehetzt und überarbeitet, vielleicht auch etwas jähzornig und streitsüchtig sind, die aber durchaus auch Phasen kennen, in denen sie sich sehr niedergeschlagen, ängstlich und eher weinerlich fühlen – diese besonderen Kopfschmerzen des geschilderten Wesenstyps sind erfolgreich zu behandeln mit Nux vomica, dem Homöopathikum aus dem Samen des Brechnußbaums, und nur mit diesem Mittel, weil es in seinem Arzneimittelbild zu den Krankheitszeichen paßt.

Sanfte Heilung durch das passende Mittel

Die Wahl des Mittels kann nur dann erfolgreich sein, wenn die körperlichen und die seelischen Eigenheiten eines Menschen gleichermaßen berücksichtigt werden – von der Entwicklung der Krankheitszeichen über äußere Einflüsse, augenblickliche Befindlichkeit, oft bis hin zur Lebensgeschichte. Durch das solcherart ausgewählte Arzneimittel, das Simile (»similis«, lateinisch = ähnlich), werden die Abwehrmechanismen, wird die uns eigene Lebenskraft gestärkt und so in die Lage versetzt, die Krankheit zu besiegen. Das Homöopathikum beeinflußt die gestörte »Einheit Mensch«; schonend wirkt es auf gestörte Abläufe ein und vermag dennoch gezielt Heilreize zu setzen, weil es die Krankheitsursache behandelt und nicht allein die Krankheitszeichen.

Stärkung der Lebenskraft

Wer einmal die Wirkung eines homöopathischen Mittels an sich selbst erfahren hat, wird sich bei Beschwerden und Unpäßlichkeiten immer für die homöopathische Behandlung entscheiden.

Von der natürlichen Substanz zum Heilmittel

Im Deutschen Homöopathischen Arzneibuch (HAB) ist festgelegt, wie die Grundsubstanzen gewonnen und weiterverarbeitet werden. Zu Homöopathika werden vor allem Pflanzen, aber auch Mineralien und Stoffe aus dem Tierreich verarbeitet. Während man pflanzliche und tierische Grundsubstanzen mit verdünntem Alkohol auszieht, werden die Stoffe aus dem Mineralreich – je nach Löslichkeit – in verdünntem Alkohol oder Wasser gelöst oder mit Milchzucker verrieben. Auf diese Weise erhält man die Ursubstanz (ø).

Substanzen unterschiedlicher Herkunft

Potenzieren

Aus den solcherart hergestellten Ursubstanzen werden durch »Potenzierung« nach den Vorschriften von Hahnemann – also durch eine dynamisierende, stufenweise Verarbeitung – die Dezimalpotenzen bereitet, die man zur homöopathischen Behandlung einsetzt. Die Verarbeitung zu Dezimalpotenzen bedeutet in der Praxis: Ein Teil Ursubstanz (ø) wird mit neun Teilen Alkohol oder Wasser angeschüttelt oder mit Milchzucker verrieben. So wird aus der Ursubstanz (ø) die erste Dezimalpotenz = D 1. Ein Teil D 1 mit neun Teilen Alkohol, Wasser oder Milchzucker verarbeitet, ergibt die zweite Dezimalpotenz = D 2. Nach diesen Vorschriften werden alle weiteren Dezimalpotenzen bereitet. Verarbeitet man 1 Teil Ursubstanz mit 99 Teilen des Trägerstoffes, erhält man die Reihe der C-Potenzen. Ferner gibt es noch einige spezielle Verdünnungen, etwa die LM-Potenzen, deren Herstellung im Homöopathischen Arzneibuch genau festgelegt ist.

Dynamisieren

Die Potenzen werden also jeweils durch Verdünnung hergestellt, was den Schluß nahelegt, D 2 beispielsweise sei in der Wirkung schwächer als D 1. Das aber ist nicht der Fall. Hahnemann sagt dazu: »Man nennet diese Bearbeitung Dynamisieren, Potenzieren (Arzneikraft-Entwicklung) und die Produkte Dynamisationen oder Potenzen in verschiedenen Graden.«

Nach Hahnemannscher Lehre wirkt nicht der Stoff an sich, sondern die durch Potenzierung gewonnene Arznei. Es wirkt also nicht allein die in den einzelnen homöopathischen Mitteln vorhandene Grundsubstanz – sie ist verschwindend gering und läßt sich oft sogar mit empfindlichen Meßmethoden nicht mehr nachweisen –, es wirkt vielmehr die durch Potenzierung = Verstärkung entwickelte Arzneikraft. Das ist das Besondere an Homöopathika:

Homöopathie hat schon vielen geholfen

> Ihre Wirkung läßt sich nicht allein auf das rein Stoffliche, das Meßbare, zurückführen. Daß Homöopathika wirksam sind und in welch erstaunlichem Maße sie helfen können, ist seit Hahnemanns Zeiten wieder und wieder bestätigt worden durch unzählig viele Menschen, die mit ihrer Hilfe gesund geworden sind.

Paracelsus, Hahnemanns »Vorgänger«

Sie sollten sich im Wissen um die Wirksamkeit dieser Mittel auch dann nicht beirren lassen, wenn Sie ein Homöopathikum einnehmen, das aus einer giftigen Substanz, etwa Arsen oder Eisenhut (Aconitum), bereitet ist. »Die Dosis macht es, daß ein Ding kein Gift sey.« – zu dieser Erkenntnis gelangte der berühmte Arzt Paracelsus schon über 250 Jahre vor Hahnemann. Ob eine Substanz ihre möglicherweise giftige Wirkung entfaltet, hängt also allein von der Menge ab, die dem Organismus verabreicht wird. Und die Menge der Grundsubstanz in Homöopathika ist, wie Sie bereits wissen, verschwindend gering. Solche Mittel sind deshalb auch bis zur Potenz D 4 verschreibungspflichtig.

Ganzheitliche Wirkung

Der Körper heilt sich selbst

Homöopathika werden stets unter dem Aspekt einer ganzheitlichen Behandlung eingesetzt, der Behandlung des ganzen Menschen. Sie setzen kleine Heilreize in unserem Organismus, der durch eben diese Reizwirkung angeregt wird, sich selbst zu heilen. An einem einfachen Beispiel wird dies verständlich: In der Homöopathie gibt es kein Schmerzmittel; es gibt aber viele homöopathische Mittel, die all jene körperlichen und seelischen Störungen, die zu Schmerzen führen, dauerhaft heilen können – und damit auch den Schmerz.

Deshalb ist es für die Wahl des passenden Mittels unabdingbar, neben dem Leitsymptom auch den Wesenstyp, die Entwicklung der Krankheitszeichen, die augenblickliche Befindlichkeit und weitere Besonderheiten einzubeziehen.

Die Behandlung mit Homöopathika

Nachdem Sie sich mit dem Wesen der Homöopathie (→ Seite 7) gründlich vertraut gemacht haben, wissen Sie, daß Ihnen nur das passende, das speziell für Sie und Ihre Beschwerden geeignete Mittel helfen kann. Zu diesem Mittel und seiner Anwendung müssen Sie also finden.

So finden Sie zu Ihrem Mittel

Der Wegweiser zum passenden Mittel (→ Seite 92) wird Ihnen helfen: Es sind darin all jene Krankheitszeichen und Erkrankungen mit ihren Besonderheiten aufgeführt, deren Behandlung mit den für dieses Buch ausgewählten Homöopathika möglich ist. So gehen Sie vor:

Leitsymptom

- Suchen Sie das Leitsymptom, beispielsweise »Kopfschmerzen«.

Besonderheiten

- Prüfen Sie alle unter diesem Leitsymptom aufgeführten Besonderheiten, beispielsweise die verschiedenen Ausprägungen von Kopfschmerzen.
- Wenn Sie glauben, Ihre Beschwerden gefunden zu haben, lesen Sie nach in der ausführlichen Beschreibung des homöopathischen Mittels, zu der Sie die angegebene Seitenzahl führt; entscheiden Sie danach, ob dies das für Sie passende Mittel ist.

Lernen Sie Ihr Mittel kennen

Die ausgewählten Homöopathika (→ Seite 17 bis 91) sind in alphabetischer Reihenfolge vorgestellt. In jeder Beschreibung lernen Sie zunächst die Grundsubstanz des Mittels kennen, danach folgt die genaue Beschreibung des Wesenstyps, der auf das vorgestellte Mittel am besten anspricht.

Wichtig

Bitte lesen Sie die Beschreibung des Wesenstyps vor Beginn der Behandlung sehr aufmerksam durch, vergleichen Sie jeden der geschilderten Wesenszüge mit den Ihren.

Bei dem einen oder anderen Mittel finden sich Wesensdarstellungen, in denen sich mancher vielleicht nicht allzugern wiederfindet. Wenn Sie damit Schwierigkeiten haben, könnten Sie einen Ihnen vertrauten Menschen – Ihren Partner, Ihre Partnerin, Ihre Eltern, erwachsene Kinder – bitten, Ihnen bei dieser »Gewissenserforschung« zu helfen. Wie wichtig es ist, daß Ihre Wesenszüge mit dem Wesenstyp des Mittels übereinstimmen, wissen Sie bereits (→ Seite 10). Natürlich werden niemals alle geschilderten Züge mit Ihrem Wesen übereinstimmen; mehrere wichtige Merkmale sollten aber schon »stimmen«.

Lassen Sie sich helfen

Die Anleitungen zur Behandlung sind unterteilt in

- leichtere Beschwerden, die Sie selbst behandeln können,
- Beschwerden, zu deren Behandlung Sie Ihren Arzt zu Rate ziehen müssen.

In beiden Fällen sind die Beschwerden mit all ihren Besonderheiten ausführlich dargestellt. Leitsymptome sind im Text hervorgehoben, Besonderheiten detailliert beschrieben, damit Sie schnell zu Ihren Beschwerden und den Anleitungen für die Anwendung des Mittels finden. Zur Selbstbehandlung sind genaue Dosierungsvorschriften, für die ärztliche Therapie sind Dosierungsvorschläge gemacht.

Bitte beachten Sie:
Die klare Trennung von Selbstbehandlung und ärztlicher Therapie wurde vorgenommen zum einen, um Ihnen die nötige Sicherheit bei der eigenverantwortlichen Selbstbehandlung zu vermitteln, zum anderen, weil sich hinter einigen Symptomen durchaus schwerere Krankheiten verbergen können, die nur vom Arzt zu diagnostizieren und zu therapieren sind. Bessern sich Ihre unter »Selbstbehandlung« aufgeführten Beschwerden nicht, müssen Sie Ihren Arzt konsultieren.

Manchmal ist ärztliche Hilfe nötig

Bitte wählen Sie Ihr Homöopathikum verantwortungsbewußt aus – die Beschreibungen der Mittel und ihrer Anwendungsbereiche helfen Ihnen dabei. Nur dann, wenn Sie sich der Art Ihrer Beschwerden bewußt werden, finden Sie zu dem für Sie passenden Mittel.

So wenden Sie Ihr Mittel richtig an

Wichtig: Die richtige Potenz

- Alle empfohlenen homöopathischen Mittel bekommen Sie in der Apotheke. Bitte achten Sie darauf, daß Sie die angegebene Zubereitung – Tropfen, Tabletten, Streukügelchen – in der richtigen Potenz kaufen, zum Beispiel D 2, D 4, D 6.
- Es ist ratsam, sofort nach dem Kauf entweder auf dem Etikett der Flasche oder einem angehängten Zettelchen den Namen des Patienten und seine Beschwerden zu notieren. Dann kann das Homöopathikum auch später wieder gezielt eingesetzt werden. Eine Wirkungsminderung des Mittels durch Gewöhnung ist nicht zu befürchten.

Jahrelang haltbar

- Homöopathika sind, kühl (nicht im Kühlschrank) und vor direkter Lichteinwirkung geschützt aufbewahrt, jahrelang haltbar.
- Homöopathische Mittel werden, wenn in der Dosierungsvorschrift nicht anders angegeben, 1/2 Stunde vor dem Essen oder 3 Stunden nach dem Essen eingenommen. Tropfen gibt man auf die Zunge, so werden sie am besten vom Körper aufgenommen. Tabletten und Streukügelchen läßt man langsam im Mund zergehen.

Streukügelchen = Globuli

- Da homöopathische Tropfen Alkohol enthalten, gibt man Kindern besser Streukügelchen, die man für Kleinkinder und Säuglinge auch gut in Wasser auflösen kann. Tabletten können auch zerdrückt gegeben werden.
- Halten Sie sich bei der Anwendung genau an die angegebene Dosierung.
- Mittel, die über mehrere Wochen anzuwenden sind, oder Mittel, die in hohen Potenzen (D 12 und höher) dosiert werden müssen, sollten sehr gut auch auf die Persönlichkeit des Patienten abgestimmt sein. Die Behandlung soll bis zur Gesundung durchgeführt werden. Bei einer Symptomverschiebung, also einer Änderung der Beschwerden, muß auf ein anderes Mittel übergegangen werden. Die Wahl auch des neuen Mittels nehmen Sie bitte ebenfalls über das Beschwerdenregister, den Wegweiser, vor (→ Seite 92).
- Zeigt sich innerhalb von einigen Tagen nach Behandlungsbeginn keine Reaktion, muß über den Wegweiser (→ Seite 92) ein anderes Mittel ausgewählt werden.

Jede Veränderung beobachten

- Ändert sich während der homöopathischen Behandlung die Stimmungslage des Patienten, ist dies sorgsam zu beachten. War es eine positive Veränderung, hat beispielsweise ein vorher niedergeschlagener Patient seine Fröhlichkeit wiedergefunden, so ist man mit dem Mittel wohl auf dem rechten Weg. Hat sich dagegen eine Änderung zum Negativen vollzogen, sollte man eventuell aufgrund der »neuen« Wesenszüge über den Wegweiser (→ Seite 92) ein anderes Homöopathikum auswählen.
- Homöopathika zusammen mit anderen Medikamenten einzunehmen, ist in der Regel unzweckmäßig. Handelt es sich dabei um eine ärztlich verordnete Medikation, muß der behandelnde Arzt gefragt werden, was zu tun ist.
- Während der Behandlung mit einem homöopathischen Mittel sollten Sie möglichst auch auf Reizmittel wie Kaffee, Schwarzer Tee, Alkohol, Nikotin verzichten. Sogar durch Süßigkeiten (Schokolade, Pralinen, Kuchen), Pfefferminze, Kräutertee oder scharfe Gewürze kann eine Art »Gegenreiz« hervorgerufen werden, der die Wirkung des Homöopathikums abschwächt oder gar aufhebt.

Auf Reizmittel verzichten

Erstverschlimmerung

Bitte beachten Sie:
Es ist möglich, daß sich in den ersten Tagen der Behandlung mit einem Homöopathikum die Beschwerden verschlimmern. Im homöopathischen Sprachgebrauch »Erstverschlimmerung« genannt, gilt dies als Hinweis darauf, daß es sich um das richtige Mittel handelt. Wenn Sie das Homöopathikum für etwa drei Tage absetzen, verschwindet dieses Phänomen wieder. Nach der Einnahmepause behandeln Sie weiter mit demselben Mittel, nehmen es aber seltener ein. Haben Sie beispielsweise 3mal täglich 5 Tropfen eingenommen, reduzieren Sie auf 2mal täglich 5 Tropfen.

Die Homöopathika, ihre Anwendung

Aconitum – Gegen den ersten Fieberansturm einer Erkältung

Daraus wird dieses Homöopathikum bereitet

Aconitum napellus – so der botanische Name des Eisenhuts aus der Familie der Hahnenfußgewächse – ist die giftigste der heimischen Pflanzen. Auch unter den Namen Giftkraut, Sturmhut, Fuchswurz, Wolfskraut kennt man den Eisenhut in den Gebirgsgegenden Mitteleuropas, wo er auf feuchten Hochgebirgswiesen (Almen) mit hohem Nährstoffgehalt oft in großen Beständen auftritt. Er wird bis über einen Meter hoch, sein aufrechter Stengel schließt mit einem ährenartigen Blütenstand ab, der tiefblaue, helmartige Blüten trägt. Er blüht, je nach Standort, von Juni bis September.
Das Homöopathikum Aconitum wird hergestellt aus der ganzen frischen Pflanze, einschließlich der Wurzeln.

Diese Menschen sprechen auf Aconitum am besten an (Wesenstyp)

Unruhe, Angst, Beklemmung

Sie sind aufgeregte und beunruhigte Patienten, die unter Angst, ja sogar unter Todesangst leiden. Nicht selten glaubt der Aconitum-Patient, sein Tod stünde unmittelbar bevor; gewöhnlich ist er fest davon überzeugt, daß er sich nie mehr von seiner Krankheit erholen werde. Ein Gefühl der Beklemmung treibt ihn um, läßt ihn keine Ruhe finden. Selbst im Bett ist er ständig in Bewegung und wälzt sich von einer Seite auf die andere. Auf Licht, Geräusche und sogar Gerüche reagiert er äußerst empfindlich. Auch Berührungen weicht er aus.

Leichtere Beschwerden, die Sie selbst behandeln können

Fieber ohne Schweiß

- Für die *erste stürmische Phase einer fiebrigen Erkrankung* gilt Aconitum in der Homöopathie als das Mittel der Wahl. Wenn das Fieber binnen kurzer Zeit auf sehr hohe Temperaturen ansteigt, der Kranke unter Schüttelfrost leidet, sich heiß und trocken anfühlt und sehr unruhig ist, dann ist dieses Homöopathikum angezeigt. Wichtig ist, daß noch keine Schweißabsonderung eingetreten ist.

Wenn Unruhe und trockenes, heftiges Fieber bestehen, ist es für die Anwendung von Aconitum zunächst nicht so bedeutsam, in welchem Organ sich die Erkrankung festgesetzt hat. Besonders wirkungsvoll ist eine Behandlung mit Aconitum grundsätzlich immer dann, wenn die zugrundeliegende Krankheit durch kalten Wind ausgelöst wurde. Wer sich zum Beispiel schweißgebadet der Zugluft ausgesetzt hat und einige Stunden später, meistens in der folgenden Nacht, die ersten Beschwerden spürt, ist »ein Fall« für Aconitum.

Auslöser: Kalter Wind

Das Gesicht des Patienten ist rot und aufgedunsen, weil sein Blut zum Kopf strömt; sein Puls ist gut zu spüren und wegen der erhöhten Herztätigkeit beschleunigt – der arterielle Kreislauf läuft also auf Hochtouren. Die Schleimhäute, insbesondere im Hals-Nasen-Bereich, sind gerötet und trocken, ebenso Gaumen und Zunge, weswegen der Kranke über einen ausgetrockneten Mund klagt und nach kalten Getränken verlangt.

Dosierung: Halbstündlich bis stündlich 5 Tropfen oder 1 Tablette Aconitum D 4.

> Bitte beachten Sie:
> Patienten mit geschwächtem Herzen oder instabilem Kreislauf sollten vorsichtshalber den Arzt aufsuchen. Auch wenn das Fieber nicht innerhalb eines Tages zurückgegangen ist, muß ein Arzt konsultiert werden.

Oft bei Kindern angezeigt

● Besonders gut bewährt hat sich Aconitum zur Behandlung von *Erkältungskrankheiten bei Kindern*. Wenn ein Kind plötzlich fiebert, unruhig und quengelig ist und mit hochrotem Gesicht darüber klagt, ihm sei kalt, dann ist Aconitum angezeigt. In dieser Anfangsphase der Erkältung ist das Sekret der Nase noch dünn und wäßrig, der Husten hört sich heiser an und ist trocken.

Wichtig: Die Behandlung von Säuglingen und Kleinkindern muß vom Kinderarzt überwacht werden.

Dosierung: Halbstündlich bis stündlich ältere Kinder 1 zerdrückte Tablette, Kleinkinder und Säuglinge 5 Streukügelchen Aconitum D 4.

Bei Schweißbildung nicht mehr geeignet

Wenn der Patient zu schwitzen beginnt, muß die Aconitumtherapie beendet werden, denn dann ist die erste, stürmische Fieberphase vorüber. Mit der Schweißbildung zeigt der Körper in der Regel an, daß ein weiterer Temperaturanstieg nicht mehr zu erwarten ist. Je nach Art und Lokalisation der Krankheit muß jetzt auf ein anderes Mittel, zum Beispiel Belladonna (→ Seite 33) oder Apis mellifica (→ Seite 21) übergegangen werden.

- Aufgrund ihrer inneren Unruhe können Aconitum-Patienten häufig *schlecht einschlafen*. Erregung, Ärger, Angst oder Unruhe halten sie wach und lassen sie nicht in Frieden. Auch hier kann Aconitum helfen.
Dosierung: 5 Tropfen oder 1 Tablette Aconitum D 6 täglich vor dem Zubettgehen.

Bei diesen Beschwerden müssen Sie Ihren Arzt zu Rate ziehen

Erkältungskrankheiten

- Zu den Erkältungskrankheiten, die den Patienten mit raschem Fieberanstieg und großer Erregung heimsuchen, zählen auch stechende *Ohrenentzündungen, Augenentzündungen* mit brennenden Schmerzen und Tränenfluß, *Blasenentzündungen* oder sogar *Zahnschmerzen*. Auch in solchen Fällen ist Aconitum wirksam. Diese Erkrankungen werden oft durch kalten Wind oder Unterkühlung verursacht, ein Begleitumstand, der auf Aconitum hinweist.
Dosierungsvorschlag: Halbstündlich bis stündlich 5 Tropfen oder 1 Tablette Aconitum D 4.

Herzbeschwerden

- Von Nutzen kann eine Therapie mit Aconitum auch für Menschen sein, die unter funktionellen und organischen *Störungen der Herzfunktion* leiden. Betroffen sind meist ältere Menschen mit geschwächtem Herz-Kreislauf-System, Frauen in den Wechseljahren und Patienten, die unter vegetativer Dystonie leiden, deren körpereigene Regulationsmechanismen also aus dem Gleichgewicht geraten sind.
Herzklopfen oder Herzrhythmusstörungen mit ängstlicher Erregung, die bevorzugt nachts auftreten oder sich in der

Nacht verschlimmern, Herzstörungen, ausgelöst durch Schreck, gehören ebenso zum Einsatzgebiet von Aconitum wie Ohnmachtsneigung und Schwindel aufgrund eines zu niedrigen Blutdrucks. Auch eine Begleit-Therapie bei verschiedenen Entzündungen des Herzens und bei Durchblutungsstörungen des Herzmuskelgewebes ist möglich.

Niedriger Blutdruck

Die nächtlichen Herzanfälle sind verbunden mit großer Angst, die sich bis zur Todesfurcht steigern kann. Diese Angst geht mit einem Beklemmungsgefühl in der Herzgegend einher, das dem Patienten zuweilen regelrecht den Atem nimmt, so daß er sich im Bett aufsetzen muß, um wieder Luft zu bekommen.
Dosierungsvorschlag: 3mal täglich 5 Tropfen oder 1 Tablette Aconitum D 6.

Trigeminusneuralgie

● Die *Trigeminusneuralgie,* die durch Zugluft oder Kälte ausgelöst werden kann, ist ein weiteres Einsatzgebiet von Aconitum. Zuerst entsteht ein Kribbeln im Gesicht, das allmählich übergeht in ein Taubheitsgefühl bis hinein in die Lippen. Schließlich kommt es zu brennenden, stechenden Schmerzattacken, die etwa 1 Minute andauern. Sie können von Zuckungen der Gesichtsmuskulatur und Tränenfluß begleitet sein. Kalter Luftzug wird als äußerst unangenehm empfunden. Diese Beschwerden verschlimmern sich meist nachts.
Dosierungsvorschlag: Während der Schmerzattacken 1 Tablette oder 5 Tropfen Aconitum D 4, jeweils 3mal täglich, oder im stündlichen Abstand über den Tag nehmen; zur Dauertherapie 3mal täglich 5 Tropfen oder 1 Tablette Aconitum D 6.

Nervenschmerzen

● Auch bei *Nervenschmerzen* in anderen Bereichen des Körpers, zum Beispiel im Rücken, kann Aconitum hilfreich sein. Besonders natürlich wieder dann, wenn die Gliederschmerzen durch kalten Luftzug verursacht wurden. Reißender, ziehender Schmerz, verbunden mit Taubheitsgefühl und Unbeweglichkeit (Steifheit) der betroffenen Körperstellen beeinträchtigen das Befinden. Der Kranke fühlt sich völlig zerschlagen und klagt darüber, daß er keine Kraft mehr in

den Muskeln besitzt. Seine Haut ist heiß und trocken, gelegentlich tritt sogar Fieber auf. Mit dem ersten Schweißausbruch bessert sich sein Befinden meist schnell wieder.
Dosierungsvorschlag: Während der Schmerzattacken stündlich 1 Tablette oder 5 Tropfen Aconitum D 4; bei Besserung des Befindens 3mal täglich 5 Tropfen oder 1 Tablette Aconitum D 4. Die Therapie mit Aconitum endet mit dem Einsetzen der Schweißbildung.

Unser Tip

Gehört in jede Reiseapotheke

Schließlich sollte Aconitum in keiner Reiseapotheke fehlen, insbesondere dann, wenn das Urlaubsziel im Süden liegt. Denn auch gegen *Sonnenstich-Kopfschmerzen* wird es verwendet, also gegen Kopfschmerzen, wie sie nach zu langer oder zu intensiver Sonneneinstrahlung auftreten. Dabei ist der gesamte Kopfbereich erhitzt und stark gerötet. Der Kranke ist licht- und geräuschempfindlich und hat Schwindelgefühle, wenn er sich aufrichtet. Er muß sofort in den Schatten gebracht, und kann dann mit Aconitum behandelt werden. Sicherheitshalber sollte immer ein Arzt hinzugezogen werden.

Wichtig

Dosierung: Stündlich 5 Tropfen Aconitum D 4.
Eine vorbeugende Einnahme von Aconitum, um den Aufenthalt in der Sonne ohne nachteilige Folgen verlängern zu können, ist sinnlos; Aconitum hat keinerlei prophylaktische Wirkung!

Apis mellifica – Wenn Schmerzen brennen und stechen

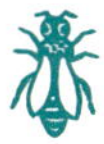

Daraus wird dieses Homöopathikum bereitet

Hinter dieser Bezeichnung versteckt sich unsere Biene, mit zoologischem Namen Apis mellifica, die uns den so gesunden Honig liefert und uns sticht, wenn wir sie reizen. Ihr Gift ist ein begehrtes Arzneimittel, aus dem man Einreibungen gegen rheumatische Schmerzen herstellt.
Für die Grundsubstanz des Homöopathikums Apis mellifica nutzt man die ganze Honigbiene.

Diese Menschen sprechen auf Apis mellifica am besten an (Wesenstyp)

Wichtiges Allergiemittel

Dieses Mittel hilft bei brennenden, stechenden Schmerzen, begleitet von einer Anschwellung der betroffenen Stellen. Das erinnert stark an die Symptome eines Bienenstichs. Dazu gehört auch, daß man den Krankheitsherd weder berühren noch äußerlich mit Wärme behandeln darf, denn dadurch wird alles viel schlimmer. Besonders unwohl fühlen sich die Betroffenen in überheizten, stickigen Räumen; lange halten sie es dort nicht aus, sie fliehen ins Freie an die frische, kalte Luft, die ihnen Erleichterung verschafft. In einer Zeit, in der immer mehr Menschen mit Allergien zu kämpfen haben – mit Heuschnupfen, Asthma, juckenden Hautausschlägen –, findet die Aussage einiger Homöopathen, Apis helfe besonders gut bei allergisch bedingten Erkrankungen, immer mehr Beachtung.

Leichtere Beschwerden, die Sie selbst behandeln können

Schnupfen

- Wenn die Schleimhäute unseres Atmungstraktes anschwellen und schmerzen, dann hat uns meist eine Erkältung erwischt. Ein *Schnupfen* läßt sich mit Apis bekämpfen, wenn die stark geschwollenen Schleimhäute die Nase völlig verstopfen und dies vor allem, solange sich der Patient in warmen Räumen aufhält. Die Nasenschleimhäute sind ausgetrocknet und wund, was besonders beim Schneuzen schmerzhaft spürbar ist.
Dosierung: Zweistündlich 5 Tropfen Apis mellifica D 4.

Halsweh, Rachenbeschwerden

- Bei ausgetrockneten und somit *gereizten Schleimhäuten in Hals und Rachen* hilft Apis ebenfalls. Das Schlucken macht Mühe, denn die Kehle ist wie ausgedörrt, sogar das Atemholen ist oft erschwert, weil sich der Hals der Trockenheit wegen wie zugeschnürt anfühlt. Zunge und Mundschleimhäute sind angeschwollen, trocken und dunkelrot, nur ein kleines Dreieck auf der Zungenspitze hat eine etwas hellere Farbe. Das Zäpfchen bekommt durch die Schwellung ein glasiges, unnatürlich »durchsichtiges« Aussehen.
Dosierung: Zweistündlich 5 Tropfen Apis mellifica D 4.

Bei diesen Beschwerden müssen Sie Ihren Arzt zu Rate ziehen

● Sind bei einer Erkältung auch die *Mandeln* betroffen, also hochrot und geschwollen, läßt sich Apis ebenfalls einsetzen. Dosierungsvorschlag: Zweistündlich 5 Tropfen Apis mellifica D 4.

Blasenentzündung

● *Blasenentzündungen* mit brennendem Schmerz beim Wasserlassen können ebenfalls, auch zusätzlich zu einer vom Arzt verordneten Medikation, mit Apis behandelt werden. Die Patienten klagen über Jucken und Wundheit der betroffenen Schleimhäute.
Dosierungsvorschlag: 3mal täglich 5 bis 10 Tropfen Apis mellifica D 4.

Rheumabeschwerden

● Unter dem umfassenden Begriff *»Krankheiten des rheumatischen Formenkreises«* faßt die Medizin eine ganze Reihe von Krankheiten zusammen, die oft nur das eine gemeinsam haben: Sie sind schmerzhaft, greifen unseren Bewegungsapparat an und stören seine Funktion. Apis ist bei diesen Erkrankungen für solche Fälle geeignet, bei denen es zu Schwellungen (meist an Gelenken) kommt, die starke, stechende Schmerzen verursachen. Es wird dann am besten wirken, wenn es sich nicht um hochakute Beschwerden handelt, sondern eher um solche, die schon länger in relativ unveränderter Stärke andauern. Dabei kann der eigentliche Krankheitsherd an Muskeln, Nerven oder Gelenken sitzen.
Dosierungsvorschlag: 3mal täglich 5 Tropfen Apis mellifica D 6.

Hautausschlag

● Apis hat sich auch sehr bewährt bei brennenden, juckenden *Hautausschlägen.* Die Patienten zieht es ständig zum kalten Wasser, mit dem sie die beißenden Hautstellen kühlen. Wärme und Berührung oder gar Druck auf die betroffenen Stellen sind ihnen unerträglich. Diese Hautausschläge werden häufig durch allergische Reaktionen des Körpers hervorgerufen. Ihr Aussehen kann unterschiedlich sein: Bei einem Patienten zeigen sich blaßrote Blasen und Quaddeln, die sich gut von der umgebenden Haut abgrenzen, bei einem anderen kommt es zur großflächigen Anschwellung zum Beispiel des ganzen Unterarms oder gar des Gesichtes. Bei Gesichtsschwellungen muß man sehr vorsichtig sein, denn wenn dabei auch die Schleimhäute des Atemtraktes anschwellen, kann es zu Schwierigkeiten beim Atmen kommen, sogar zu Erstickungsanfällen.

Wichtig

Auch Furunkel und entzündete oder vereiterte Hautausschläge, die brennende Schmerzen verursachen, sprechen auf Apis gut an.
Dosierungsvorschlag: Bei großflächigen Schwellungen stündlich 5 Tropfen Apis mellifica D 2; bei Quaddel- und Blasenbildung 3mal täglich 5 Tropfen Apis mellifica D 4.

Unser Tip

Mit Apis kann man die Folgen eines Insektenstiches lindern.
Dosierung: Stündlich 5 Tropfen Apis mellifica D 2.

Argentum nitricum – Gegen Lampenfieber und Examensangst

Daraus wird dieses Homöopathikum bereitet

Silbernitrat ist der deutsche Name für diese chemische Substanz, die als homöopathisches Mittel genutzt wird.
Es handelt sich um ein Salz aus metallischem Silber und Salpetersäure. Vielleicht kennen Sie dieses kristalline Pulver, das sich an der Luft unter Lichteinwirkung rasch schwarz färbt, besser unter dem Namen Höllenstein. Höllensteinstifte werden zum Entfernen der Warzen bei Mensch und Tier verwendet.

Diese Menschen sprechen auf Argentum nitricum am besten an (Wesenstyp)

Dieses Homöopathikum setzt man vornehmlich gegen solche Beschwerden ein, die durch Angst vor bevorstehenden Aufgaben hervorgerufen werden. Die Patienten sind meist an sich schon nervöse, überreizte und oft auch überarbeitete Persönlichkeiten, die angesichts einer Belastung vollkommen aus dem Gleichgewicht geraten.

Angst vor einer Aufgabe

Leichtere Beschwerden, die Sie selbst behandeln können

Lampenfieber, Prüfungsangst

● *Furcht vor einer Prüfung, Lampenfieber* oder andere Formen der *Erwartungsangst* können unterschiedliche Beschwerden auslösen. Am häufigsten sind wohl Magenkrämpfe, Durchfall, Zittrigkeit und Herzklopfen. Oft ist die Leistungsfähigkeit, die ja gerade in solchen Situationen so nötig gebraucht würde, dadurch beeinträchtigt. Das läßt sich mit Hilfe von Argentum nitricum häufig vermeiden.
Dosierung: Am besten bereits 4 Wochen vor dem Ereignis 2mal täglich 5 bis 10 Tropfen Argentum nitricum D 12.

Heiserkeit, chronisches Halsweh

● Sänger und Redner nutzen Argentum nitricum, um einer der von ihnen am meisten gefürchteten Berufskrankheiten, der *Heiserkeit*, zu begegnen. Die ständige starke Belastung des Sprechapparates führt oft zu *chronischen Halsentzündungen* mit Stimmlosigkeit und quälendem Kitzelhusten.
Dosierung: 2- bis 3mal täglich 5 Tropfen Argentum nitricum D 6.

Bei diesen Beschwerden müssen Sie Ihren Arzt zu Rate ziehen

Herzbeschwerden

● Oft bedarf es nicht einmal wichtiger Prüfungen oder Auftritte vor einem großen Publikum, um einen Argentum nitricum-Patienten aus dem Tritt zu bringen. Viele, vor allem ältere Patienten reagieren bereits auf kleine Aufregungen oder geringe körperliche Anstrengungen mit *Herzjagen*, also sehr schnellem Herzklopfen. Je mehr sie dabei an ihr Herz denken und sich Sorgen machen, desto schlimmer werden die Beschwerden. Besserung wird oft dadurch erreicht, daß sich die Betroffenen an die frische Luft begeben oder hinlegen – und zwar auf die linke Körperseite.
Dosierungsvorschlag: 2mal täglich 5 Tropfen Argentum nitricum D 12.

Migräne

● Auch bei Anfällen halbseitiger *Migräne* mit bohrendem und klopfendem Schmerz hilft Argentum nitricum. Die Patienten berichten über das merkwürdige Gefühl, ihr Kopf sei vergrößert, und der Schmerz bessere sich, wenn sie sich

Für überreizte und nervöse Menschen

ein Tuch fest um den Kopf binden würden. Erschöpfung mit Schwindelgefühlen, Zittrigkeit und Benommenheit bereiten ihnen zusätzliche Probleme. Die Patienten wirken abgezehrt, überarbeitet und klagen darüber, daß sie durch ständige Überbeanspruchungen im Beruf oder durch die Familie überreizt und nervös seien. An der frischen Luft und bei Abkühlung lassen die Schmerzen sehr oft nach.
Dosierungsvorschlag: Zur Dauerbehandlung 2mal täglich 5 Tropfen Argentum nitricum D 12; während des akuten Anfalls alle 2 bis 3 Stunden 5 Tropfen Argentum nitricum D 12.

Nasennebenhöhlenentzündung

- Auch bei *Kopfschmerzen,* verursacht durch *Nasennebenhöhlenvereiterung,* kann Argentum nitricum helfen. Die Nase ist, vor allem beim Aufenthalt in warmen Räumen, verstopft, und es bildet sich ein sehr zähes, eitriges, manchmal sogar mit Blut durchsetztes Sekret. Wenn die Patienten vermuten, ihre Schmerzen seien durch Splitter hervorgerufen, die sich im Krankheitsherd befinden, ist dies ein deutlicher Hinweis auf Argentum nitricum als Mittel der Wahl.
Dosierungsvorschlag: 3mal täglich 5 Tropfen Argentum nitricum D 8.

Nervöse Magenschmerzen

- Dieser »Splitterschmerz« tritt auch in Verbindung mit anderen Schleimhauterkrankungen auf. Argentum nitricum-Patienten nennen dieses Symptom zum Beispiel oft im Zusammenhang mit *Magenschmerzen,* eine unter den hektischen, nervösen und überarbeiteten Menschen des Argentum nitricum-Typs weit verbreitete Störung. Die drükkenden, brennenden Schmerzen strahlen in alle Richtungen aus. Oft bessern sie sich, wenn etwas gegessen wird, manchmal treten sie aber kurz nach dem Essen wieder auf. Patienten mit diesen Beschwerden leiden häufig auch unter Gasansammlungen im Verdauungstrakt und übelriechenden *Blähungen.* Ihr Bauch ist durch die Darmgase stark aufgetrieben, und sie müssen oft aufstoßen. Ihre Schmerzen bessern sich durch Druck – entweder beim Drücken auf den Leib oder beim Zusammenkrümmen. Trotz dieser Beschwerden haben die Kranken großen Appetit auf Süßigkeiten, die sie dann aber überhaupt nicht vertragen.

Dosierungsvorschlag: 3mal täglich 5 Tropfen Argentum nitricum D 6.

● Schließlich wird Argentum nitricum auch zur unterstützenden Therapie von *Blasenentzündungen* eingesetzt. Im Vordergrund steht dabei wieder das Splittergefühl, gemeinsam mit Schmerzen entlang der Harnleiter und Brennen während des Wasserlassens. Die Ursache für diese Blasenentzündungen ist meist eine Unterkühlung.

Blasenentzündung

Dosierungsvorschlag: 3- bis 5mal täglich 5 Tropfen Argentum nitricum D 6.

Arnica – Gegen die Folgen einer Gewebeschädigung

Daraus wird dieses Homöopathikum bereitet

Diese besonders schöne Heilpflanze mit dem botanischen Namen Arnica montana, die man vor allem auf ungedüngten Bergwiesen und in Heidebeständen findet, erfreut uns im Frühsommer durch ihre leuchtendgelben Korbblüten, deren Strahlenkranz nie ganz regelmäßig ist. Leider werden die Bestände immer kleiner, das Vorkommen seltener, weil Arnica, obwohl geschützt, in großen Mengen gesammelt wird.

Bewährtes Volksheilmittel

Arnikatinktur, Arnikasalbe und Arnikaspiritus zählen zu den beliebtesten Volksheilmitteln, die sich viele Menschen für den Eigenbedarf selbst herstellen. Die Beliebtheit dieser Pflanze drückt sich auch in ihren Volksnamen aus; man nennt sie zum Beispiel Bergwohlverleih, Fallkraut, Gemsblume, Johannisblume, Kraftwurz, Wolfsblume.

Das Homöopathikum Arnica wird aus den getrockneten Wurzeln bereitet.

Diese Menschen sprechen auf Arnica am besten an (Wesenstyp)

Dieses Homöopathikum wird hauptsächlich gegen die Folgen von Gewebeschädigungen und Arterienverkalkung verwendet, wobei es am besten für kräftige, vollblütige Menschen geeignet ist. Dabei muß man aber wissen, daß Arnica nicht etwa die Gefäßverkalkung aufhalten oder gar rückgängig machen kann, es dient alleine dazu, die unangenehmen Begleiterscheinungen abzumildern.

Leichtere Beschwerden, die Sie selbst behandeln können

Muskelkater

- Besonders bewährt hat sich Arnica bei Schmerzen im Bewegungsapparat, die durch eine Überanstrengung verursacht wurden. Ein typisches Beispiel hierfür ist der *Muskelkater.*
Dosierung: 3mal täglich 5 Tropfen Arnica D 6.

Gewebeschädigung

- Arnica wird auch verwendet, wenn man die Heilung von *Verstauchungen, Verrenkungen, Quetschungen, Blutergüssen* vorantreiben will, indem man die entzündliche Reaktion abbaut und die Schwellung vermindert.
Dosierung: 3- bis 5mal täglich 5 Tropfen Arnica D 4.

Tritt nicht innerhalb von einem Tag eine spürbare Besserung ein oder besteht gar der Verdacht eines Bruches oder einer Entzündung, muß sofort ein Arzt aufgesucht werden.

Pusteln, Furunkel

- *Pusteln* und *Furunkel,* die sehr schmerzhaft sind und immer wieder von neuem entstehen, können ebenfalls mit Arnica behandelt werden. Die Haut rötet sich stark und juckt heftig. Dabei kommt es in den für die Behandlung mit Arnica geeigneten Fällen nur selten zu Entzündungen und zu starker Eiterbildung.
Dosierung: 3mal täglich 5 Tropfen Arnica D 6.

Bei diesen Beschwerden müssen Sie Ihren Arzt zu Rate ziehen

- *Ohrensausen, Nasenbluten, Benommenheit, Kopfschmerzen, Herzbeklemmung* und auch *Hitzewallungen zum Kopf,* wobei Füße und Hände kalt sind, können vor allem bei älteren Menschen Folgen der Arterienverkalkung sein. Hier kann Arnica helfen. Auch wenn diese Symptome durch einen Schlaganfall oder durch hohen Blutdruck verursacht sind, lassen sie sich, wenn die Schädigung noch nicht zu weit fortgeschritten ist, mit Arnica lindern. Man darf dabei aber nicht erwarten, mit Hilfe dieses Homöopathikums wieder kerngesund zu werden. Es kann die Beschwerden, die durch die Arteriosklerose oder den hohen Blutdruck verursacht sind, lediglich etwas erträglicher machen.

Folgen von Arteriosklerose

Dosierungsvorschlag: Zur Dauertherapie 2- bis 3mal täglich 1 Tablette Arnica D 12; in akuten Fällen 5 Tropfen Arnica D 6 halbstündlich.

Vom Arzt verordnete Medikamente gegen die zugrundeliegenden Erkrankungen müssen unbedingt weiter eingenommen werden; eine Minderung der Arnica-Wirkung ist nicht zu befürchten.

Verdauungsbeschwerden

● Wer unter *Verdauungsbeschwerden* mit Aufstoßen und einem unangenehmen Mundgeruch leidet, kann sich ebenfalls mit Arnica helfen. Die Patienten klagen über krampfartige Kolikschmerzen und übelriechende Blähungen; sie leiden oft unter Durchfall, wobei der Stuhl zuweilen sogar unwillkürlich nachts im Schlaf abgeht.
Dosierungsvorschlag: 3mal täglich 5 Tropfen Arnica D 6.

Muskelschmerzen

● *Schmerzende Muskeln und Gelenke* sind ebenfalls einer Therapie mit Arnica zugänglich, insbesondere wenn die Beschwerden auf einer Überanstrengung beruhen. Die Patienten fühlen sich wie zerschlagen und sind meist völlig erschöpft und geschwächt. Sie können sich kaum ohne Schmerzen bewegen und reagieren so überempfindlich auf jede Berührung, daß sie nicht im Bett liegen können, ohne darüber zu klagen, die Matratze sei zu hart. Wenn diese Kennzeichen vorhanden sind, ist es für die homöopathische Therapie von untergeordneter Bedeutung, von wo die Beschwerden ausgehen, ob beispielsweise eher die Muskeln, die Sehnen oder ob die Nerven die Ursache sind. Auch *Hexenschuß* und *Ischias* oder Schmerzen, die durch *berührungsempfindliche Krampfaderleiden* verursacht werden, lassen sich mit Arnica therapieren.

Hexenschuß, Ischias

Dosierungsvorschlag: 3mal täglich 5 Tropfen Arnica D 6.

Unser Tip

Auch zur Vorbeugung

Bei Verletzungen oder Operationen, zum Beispiel Zahnextraktionen, verwendet man Arnica sogar »vorbeugend«, um die Schmerzentwicklung gering zu halten, Entzündungen zu verhindern und die Wundheilung zu beschleunigen. Vom Arzt verordnete andere Maßnahmen dürfen dabei nicht vernachlässigt werden!
Dosierung: 3mal täglich 5 Tropfen Arnica D 6, möglichst sofort nach der Verletzung oder dem Eingriff beginnen.

Arsenicum album – Für abgemagerte, ausgezehrte Patienten

Daraus wird dieses Homöopathikum bereitet

Aus Arsenik – Arsentrioxid, wie es die Chemiker nennen – wird Arsenicum album bereitet.
Diese äußerst giftige Substanz gelangte in früherer Zeit als Mordgift zu trauriger Berühmtheit. Dann aber entwickelte die Gerichtsmedizin eine zuverlässige Methode, mit der man Arsen im Körper nachweisen kann; dadurch wurde die Aufklärung solcher Giftmorde möglich.
In den hier empfohlenen Potenzen des Mittels Arsenicum album sind nur verschwindend geringe Mengen der Ausgangssubstanz enthalten; eine Vergiftung durch die homöopathische Therapie ist also völlig auszuschließen.

Diese Menschen sprechen auf Arsenicum album am besten an (Wesenstyp)

Empfindsam, scheu und ängstlich

Auffallend sind vor allem ihre Lebhaftigkeit, Unruhe und Empfindsamkeit. Nicht sehr robust gebaut, sind sie eher scheu und ängstlich. Ihre Neigung zu Erschöpfung, Entkräftung und Abmagerung kann man zusammenfassen in dem Satz: »Sie bauen leicht ab, wenn sie gefordert werden.« In der Regel haben sie eine blasse Hautfarbe und sind bei ihren Mitmenschen als sehr ordentlich, zuverlässig, pünktlich und genau bekannt.
Ihre Schmerzen beschreiben Arsenicum album-Patienten häufig als »brennend«, wobei Wärme aber normalerweise

dennoch ihre Beschwerden lindert. Auch Bewegung und frische Luft wirken sich positiv aus. Kälte hingegen vertragen die Kranken nur schlecht.

Periodisch auftretende Beschwerden

In vielen Fällen treten die Krankheitszeichen der Arsenicum album-Patienten periodisch auf, so zum Beispiel jeden Tag um die gleiche Zeit. Am unwohlsten fühlen sie sich gewöhnlich um oder nach Mitternacht.

Leichtere Beschwerden, die Sie selbst behandeln können

Schwach und ohne Appetit

- Bei Arsenicum album-Patienten führen Krankheiten, insbesondere natürlich chronische, fast grundsätzlich zu starker *Abmagerung* und *Schwächezuständen*. Sie leiden unter Appetitlosigkeit und Angstzuständen, die sich bis zur Todesfurcht steigern können, werfen sich unruhig in ihrem Bett hin und her und verlieren jede Hoffnung auf Genesung. Um ihrer Entkräftung und Hinfälligkeit entgegenzuwirken, verwendet man in der Homöopathie gerne Arsenicum album, ohne daß natürlich die Behandlung der ursächlichen Krankheit vernachlässigt werden darf.
  Dosierung: 2mal täglich 5 Tropfen oder 1 Tablette Arsenicum album D 6.

Erkältung

- Unter den *Erkältungskrankheiten* zählen Fließschnupfen und Husten (→ Seite 32) zu den Haupteinsatzgebieten von Arsenicum. Das Nasensekret, das dabei produziert wird, ist äußerst dünnflüssig und vor allem sehr scharf, was regelmäßig bereits nach kurzer Zeit dazu führt, daß die Nasenschleimhäute wund sind und brennen.
  Dosierung: 3mal täglich 1 Tablette oder 5 Tropfen Arsenicum album D 6.

Heiserkeit

- Auch *Heiserkeit* mit einem Brennen in Hals und Rachen, das durch heiße, wunde Schleimhäute hervorgerufen wird, läßt sich mit Arsenicum album behandeln. »Meine Kehle fühlt sich wie zugeschnürt an und ich kann kaum noch schlucken«, ist eine häufige Klage der Patienten. Sie haben ständig Durst, denn kaltes Wasser lindert ihre Schmerzen und erleichtert das Schlucken.

Dosierung: 3mal täglich 1 Tablette oder 5 Tropfen Arsenicum album D 6.

Bei diesen Beschwerden müssen Sie Ihren Arzt zu Rate ziehen

Bronchitis, Asthma

● Bei *Husten* oder *Atembeschwerden*, ob durch eine *Erkältung*, eine *Bronchitis* oder *Asthma* hervorgerufen, kann Arsenicum album ebenfalls helfen. Hinweis auf dieses Homöopathikum als das passende Mittel ist es, wenn die Hustenattacken so heftig sind, daß die Patienten panische Angst bekommen, sie müßten ersticken. Wenn der Kranke liegt, sind die Anfälle besonders stark; das kann so weit gehen, daß er sich wieder aufsetzen muß, um überhaupt Luft zum Atmen zu bekommen.
Schleim wird kaum ausgehustet und wenn, dann ist er sehr zähflüssig. Nicht selten klagen die Patienten auch über stechende Schmerzen in der Lungengegend. Beim Aufenthalt an der frischen Luft geht es ihnen meist besser.
Dosierungsvorschlag: 3mal täglich 5 Tropfen oder 1 Tablette Arsenicum album D 12.

Erbrechen, Magenschmerzen, Durchfall

● Zur Behandlung von heftigem *Erbrechen*, das nicht aufhört, solange sich noch irgend etwas, und sei es nur Wasser, im Magen befindet, eignet sich Arsenicum ebenfalls. Appetit haben die Patienten überhaupt nicht, sogar der Anblick oder der Geruch von Speisen ruft bei ihnen Ekel hervor. Dafür haben sie großen Durst und verlangen immerfort nach Getränken, wobei sie jeweils nur kleine Mengen, diese aber häufig, trinken.
Zu den geschilderten Symptomen kommen oft brennende *Magenschmerzen* und eine starke Druckempfindlichkeit in der Magengegend. Sogar das Ein- und Ausatmen kann deshalb schmerzhaft sein. Merkwürdig, und darum besonders charakteristisch ist es, daß viele Patienten auch über ein unbestimmtes Gefühl der Angst sprechen, die »im Bauch sitzt«. *Durchfälle* mit wäßrigen Stühlen schwächen die Kranken und können zur völligen Erschöpfung führen.
Dosierungsvorschlag: 3- bis 5mal täglich 5 Tropfen Arsenicum album D 6.

Rheuma, Nervenschmerzen

● Brennende *Nervenschmerzen* und ziehende *rheumatische Beschwerden* mit Gefühllosigkeit und Zittern der Glieder sind ein weiteres Einsatzgebiet für Arsenicum album. Auch Schmerzen, die von Muskelkrämpfen herrühren, gehören dazu. Die Patienten müssen sich hinlegen, weil ihre Glieder so schwach werden, daß sie sich nicht mehr aufrecht halten können. Dabei sind sie innerlich so unruhig, daß sie sich im Bett ständig von einer Seite auf die andere werfen. Vor allem in der Nacht und auch, wenn sie sich in die Kälte begeben, werden die Beschwerden schlimmer.
Dosierungsvorschlag: 2mal täglich 5 bis 10 Tropfen Arsenicum album D 12.

Ekzeme, Ausschläge

● *Ekzeme* und *Ausschläge* unterschiedlicher Ursache können mit Arsenicum behandelt werden, wenn als hervorstechende Kennzeichen Juckreiz und Brennen der Haut genannt werden. Das Jucken kann so quälend sein, daß sich die Patienten unaufhörlich kratzen, wodurch die Ausschläge natürlich noch schlimmer werden. Um das Brennen auf der Haut zu lindern, wollen die Kranken die betroffenen Hautbereiche ständig mit kaltem Wasser kühlen.
Aussehen und Ursache dieser Ausschläge können sehr unterschiedlich sein: Bläschen, Pusteln, Furunkel, Karbunkel oder Quaddeln zum Beispiel sind mögliche Erscheinungsformen. Sogar zur Unterstützung der Heilung offener Beine, bei denen der Juckreiz häufig zu den quälendsten Symptomen zählt, kann Arsenicum album verwendet werden.
Dosierungsvorschlag: 2mal täglich 5 Tropfen oder 1 Tablette Arsenicum album D 12.

Belladonna – Wenn sich im Körper eine Entzündung festgesetzt hat

Daraus wird dieses Homöopathikum bereitet

An lichten Waldstellen, vor allem auf Kalk- und Urgestein, wächst bei uns die Tollkirsche, Atropa bella-donna, eine Pflanze aus der Familie der Nachtschattengewächse. Ihre volkstümlichen Namen Irrbeere, Schlafkirsche, Taumel-

strauch, Teufelsbeere deuten es an: Die Tollkirsche ist eine ungemein giftige Pflanze. Mit langen Wurzeln ist sie im Boden verankert und besitzt einen stark verästelten Stengel, der weit über einen Meter hoch wird. In seinen oberen Teilen stehen jeweils ein kleines und ein großes Blatt einander gegenüber. Zwischen diesen Blättern wachsen einzeln die langgestielten, überhängenden Blüten, außen braunviolett, innen schmutziggelb und purpurrot geadert, aus denen sich kirschgroße, glänzendschwarze Beeren entwickeln.
Das homöopathische Arzneimittel Belladonna wird aus der frischen Pflanze hergestellt.

Wichtig

Belladonna ist neben Aconitum (→ Seite 17) das Homöopathikum der Wahl bei *entzündlichen, fieberhaften Erkrankungen.* Aconitum verwendet man im ersten akuten Stadium der Entzündung bis zum Einsetzen der Schweißbildung, Belladonna erst dann, wenn die Erkrankung schon weiter fortgeschritten ist und sich in einem Organ festzusetzen beginnt.

Diese Menschen sprechen auf Belladonna am besten an (Wesenstyp)

Der ganze Körper ist in Aufruhr

Man kann sie auf den ersten Blick daran erkennen, daß ihr Gesicht heiß und rot ist und durch den Blutandrang zum Kopf oft auch etwas verquollen wirkt; Zeichen dafür, daß sich der Blutkreislauf in Aufruhr befindet – ein typisches Merkmal bei Belladonna-Patienten. Auch das heftige Klopfen, das die Kranken in den von der Entzündung betroffenen Organen und der Kopfschlagader spüren, sowie ihr beschleunigter, meist sehr kräftiger Pulsschlag sind Folgen dieses Aufruhrs im Blutkreislauf.

Unruhe, Angst

Der Belladonna-Typ ist ein unruhiger und aufgeregter, oft auch angstvoller Kranker. Diese Übererregtheit des Gemütes läßt ihn Tag und Nacht nicht zur Ruhe kommen. Er leidet sowohl unter Einschlafstörungen als auch unter unruhigem Schlaf, der oft durch Alpträume unterbrochen wird.
Außerdem reagiert er sehr empfindlich auf Sinnesreize wie Licht, Geräusche und Berührungen. Schon ein Streicheln

kann er als schmerzhaft empfinden. Nichts ist ihm deshalb lieber als Ruhe und Dunkelheit, denn durch alle störenden äußeren Reize verschlimmern sich seine Beschwerden.
Der Belladonna-Typ liebt es warm, denn Kälte und Wind schaden seinem Befinden, wobei aber direkte Sonneneinstrahlung auch wiederum vermieden werden sollte. Schließlich ist noch bemerkenswert, daß es ihm in der Nacht gewöhnlich schlechter geht als tagsüber.
Wenn man eine entzündliche Erkrankung mit Belladonna behandeln möchte, sollte man sich vergewissern, ob sich die betroffenen Organe, beispielsweise die Nase bei einer Erkältung oder die Ohren bei einer Ohrenentzündung, heiß und trocken anfühlen und infolge der vermehrten Durchblutung gerötet sind. Diese Entzündungen werden gewöhnlich von plötzlich (meist in der Nacht) einsetzendem Fieber mit Schweißausbrüchen begleitet, wie überhaupt Belladonna bei schlagartig auftretenden Erkrankungen oder bei periodisch wiederkehrenden Beschwerden am besten hilft.

Fieber mit Schweißbildung

Leichtere Beschwerden, die Sie selbst behandeln können

Erkältung

- Viele Erkältungskrankheiten lassen sich wirkungsvoll mit Belladonna behandeln. Dazu zählt der gewöhnliche *Nasenkatarrh in der akuten ersten Phase* mit ausgetrockneten Schleimhäuten, außerdem ein beginnender Fließschnupfen. (Auch Hals-, Ohren- und Augenentzündungen → Seite 36 und 37).
Dosierung: Stündlich 5 Tropfen Belladonna D 4; oder stündlich 1 Tablette Belladonna D 4 lutschen.

Husten

- Ein *trockener, krampfartiger Erkältungshusten* mit ständigem Kitzelgefühl in der Kehle und Atemnot läßt sich auch mit Belladonna lindern. Der Husten klingt wie ein heiseres Bellen und greift die Kehle so sehr an, daß Hals und Rachen bald wund sind und die Stimme heiser.
Tritt nach wenigen Tagen keine Besserung ein, muß unbedingt ein Arzt aufgesucht werden!
Dosierung: Stündlich 5 Tropfen Belladonna D 4.

Schmerzen während der Menstruation

● Viele Frauen leiden unter *Regelschmerzen*, wobei jeweils andere Beschwerden im Vordergrund stehen; darauf ist bei der homöopathischen Behandlung natürlich zu achten. Belladonna verwendet man bei zu früh einsetzender oder bei zu starker Monatsblutung mit hellrot gefärbtem Blut, das einen unangenehmen Geruch hat. Dabei werden die Frauen von ziehenden Rückenschmerzen geplagt, die bis in die Beine ausstrahlen können, und haben oft das Gefühl, als würden die Unterleibsorgane nach unten drängen.
Dosierung: 3mal täglich 5 Tropfen Belladonna D 6.

Kopfschmerzen

● Auch bei der homöopathischen Therapie von *Kopfschmerzen* muß man die Begleitumstände, die wirklich bei jedem Menschen anders sind, berücksichtigen. Leidet ein Patient unter Kopfschmerzen mit deutlich spürbarem Pulsieren, so daß er glaubt, ein »Hammerwerk« im Kopf zu haben, ist dies ein wichtiger Hinweis auf Belladonna als passendes Mittel. Durch die Erregung des Blutkreislaufs ist das Gesicht der Patienten rot und heiß, sie meinen, ihr Kopf sei so übervoll, daß er gleich zerspringen oder zerplatzen werde.
Der Schmerz sitzt bevorzugt in der vorderen Kopfhälfte (hinter der Stirn), manchmal aber nur auf einer Kopfseite. Oft sucht man vergeblich nach der Ursache dieser Schmerzen. Zuweilen ist der Grund wohl in einem zu langen Aufenthalt in der Sonne zu suchen. Häufig treten die Kopfschmerzen auch im Zusammenhang mit einer Erkältung auf. (Über die Anwendung von Belladonna bei Migräne → Seite 37.)
Dosierung: 3mal täglich 5 Tropfen oder 1 Tablette Belladonna D 6.

Bei diesen Beschwerden müssen Sie Ihren Arzt zu Rate ziehen

Halsentzündung

● Erkältungen, die *Entzündungen im Hals- und Rachenraum* mit trockenen, geröteten Schleimhäuten und geschwollenen Mandeln zur Folge haben, kann man ebenfalls mit Belladonna behandeln. Die Patienten haben großen Durst und leiden darunter, daß sich ihr Hals wie zugeschnürt anfühlt und sie nicht schlucken können, obwohl ein ständiger Wunsch danach besteht. Es kann so zu regelrechten

Würgekrämpfen mit Ausbrüchen von kaltem Schweiß kommen.
Die Zunge ist geschwollen und gerötet, die Papillen treten hervor, so daß die Zungenoberfläche aussieht wie die Haut einer Erdbeere. Oft sind die Lymphdrüsen am Hals schmerzhaft geschwollen.
Dosierungsvorschlag: Stündlich 5 Tropfen Belladonna D 4.

Ohr- und Augenentzündung

● Man kann mit Belladonna auch *Entzündungen der Ohren* mit Ohrensausen und reißenden Schmerzen behandeln, außerdem *Augenentzündungen* mit stark geröteter Bindehaut und dem Gefühl, die Augen seien ausgetrocknet und würden nach vorne aus den Augenhöhlen gedrückt.
Dosierungsvorschlag: Stündlich 5 Tropfen Belladonna D 4.

Masern, Scharlach

● Zur Behandlung von *Masern* und *Scharlach* hat sich Belladonna insofern bewährt, als es das subjektive Befinden der Patienten zu verbessern vermag. Deswegen verwendet man es bei diesen Infektionskrankheiten gerne zusätzlich zur sonstigen ärztlichen Therapie.
Dosierungsvorschlag: Stündlich 5 Tropfen Belladonna D 4.

Kopfweh, Migräne

● Treten Kopfschmerzen häufig ohne Ursache periodisch auf, und sind von Gleichgewichtsstörungen und Schwindelanfällen begleitet, handelt es sich unter Umständen um eine »echte« *Migräne*. Eine Behandlung mit Belladonna ist dann erfolgversprechend, wenn die Schmerzen sich durch grelles Licht, zum Beispiel direkte Sonnenbestrahlung, und durch frische Luft verstärken. Die Patienten sind sehr geräuschempfindlich, jede Erschütterung, etwa beim Auftreten, und jede Bewegung, insbesondere Bücken, ist für sie qualvoll. Wenn sie mit den Händen fest auf den Kopf drücken, lassen die Schmerzen oft etwas nach.
Bevor man mit der Belladonna-Behandlung beginnt, sollte man aber wissen, daß das Ziel der Therapie nicht die sofortige Unterdrückung der Schmerzen ist, sondern eine langfristige Befreiung von Kopfschmerzattacken.
Dosierungsvorschlag: 3mal täglich 1 Tablette oder 5 Tropfen Belladonna D 6.

Magen-Darm-Beschwerden

● *Beschwerden im Magen-Darmtrakt* mit plötzlich auftretenden Magenkrämpfen, Übelkeit und Brechwürgen werden ebenfalls mit Belladonna behandelt. Die Schmerzen kehren gewöhnlich periodisch wieder und sind krampfartig. Wenn sich die Patienten zusammenkrümmen oder den Körper nach hinten beugen, werden die Beschwerden meist schwächer. Die Bauchdecke ist vorgewölbt und reagiert schon auf leichte Berührungen schmerzhaft.
Häufig sind die Bauchschmerzen von *Durchfällen* begleitet, aber auch eine durch Darmkrämpfe verursachte *Verstopfung* kommt vor. Ursache dieser unangenehmen Beschwerden kann zum Beispiel eine Magenentzündung sein oder eine »Darmgrippe«.
Dosierungsvorschlag: 3mal täglich 5 Tropfen oder 1 Tablette Belladonna D 6; in akuten Fällen stündlich 5 Tropfen Belladonna D 4.

Blasenentzündung

● Auch *Blasenentzündungen* aufgrund einer Verkühlung mit Brennen beim Wasserlassen und ständigem Harndrang können mit Belladonna behandelt werden, wenn die beschriebenen, für Belladonna typischen Begleitanzeichen vorhanden sind.
Dosierungsvorschlag: 3mal täglich 5 Tropfen Belladonna D 4.

Neuralgie

● Schließlich gehören noch *Neuralgien* in allen Teilen des Körpers zum Heilspektrum von Belladonna. Die ziehenden Schmerzen und die Muskelkrämpfe, die durch diese Neuralgien verursacht werden, setzen ganz unerwartet ein und hören auch ebenso plötzlich wieder auf.
Die Gelenke sind schmerzhaft geschwollen und rot. Es kommt oft vor, daß immer wieder andere Stellen betroffen sind, so daß man sagt, die Entzündung springe von Gelenk zu Gelenk. Die Patienten haben einen großen Bewegungsdrang und finden selbst im Bett keine Ruhe, sondern drehen sich unruhig von einer Seite auf die andere. Stark verschlimmert werden die Schmerzen durch Kälte oder Zugluft.
Dosierungsvorschlag: 3mal täglich 1 Tablette oder 5 Tropfen Belladonna D 6.

Bryonia – Für arbeitsame, sorgenvolle Menschen

Daraus wird dieses Homöopathikum bereitet

An Zäunen, in Gebüsch und Hecken wächst die Zweihäusige Zaunrübe, Bryonia cretica L. ssp. dioica, auch heute noch recht häufig. Sie fällt auf durch ihre Ranken, die grünlichen Blüten und später durch ihre roten Beeren. Im Boden ist sie mit einer dicken, fleischigen rübenförmigen Wurzel verankert.
Das Homöopathikum Bryonia wird aus der frischen, vor der Blütezeit geernteten Wurzel bereitet.

Diese Menschen sprechen auf Bryonia am besten an (Wesenstyp)

Sie gehören zu jenen, die sich vollauf mit ihrer Arbeit identifizieren. Das wäre keineswegs beklagenswert, wenn sie darüber ihr privates Glück nicht vernachlässigen würden. Dies ist aber leider meistens der Fall. Sie arbeiten nicht zufrieden und entspannt, sondern fühlen sich ständig gehetzt und unter Druck gesetzt. Sie sind voller Angst, einer Aufgabe nicht gewachsen zu sein oder einen Termin nicht einhalten zu können.

Streß und Druck

Die Zukunftsangst des Bryonia-Menschen und seine Übergeschäftigkeit wirken sich auch auf seinen Umgang mit den Mitmenschen aus. Wohl deshalb ist er oft als reizbarer oder unzugänglicher Zeitgenosse bekannt. Diese sorgenvolle Grundeinstellung zum Leben läßt seine Stimmung zwischen niedergedrückt, wütend und unzufrieden schwanken. Frische Luft und Ruhe verhelfen dem Bryonia-Patienten im allgemeinen bei allen seinen Leiden zur Besserung, wohingegen jegliche Aufregung und Bewegung seinen Zustand gewöhnlich verschlimmern.

Sorgenvoll, unzufrieden

Leichtere Beschwerden, die Sie selbst behandeln können

Schlafstörungen

● Nachdem Sie nun den Bryonia-Typ ein wenig kennengelernt haben, wundert es Sie sicher nicht, daß er oft unter *Schlafstörungen* leidet. Am Abend liegt er schlaflos im Bett,

weil er nicht von den Gedanken an bevorstehende Arbeiten und Aufgaben loskommt. Ist er dann endlich eingeschlafen, träumt er unruhig und morgens, beim Aufwachen, ist er immer noch müde.
Dosierung: 2mal täglich 5 Tropfen Bryonia D 6.

Kopfschmerzen

● Bryonia-Patienten leiden auch oft unter starken, pulsierenden *Kopfschmerzen*, die bereits am Morgen auftreten; häufig erscheinen die Betroffenen mit der Bemerkung am Frühstückstisch: »Heute bin ich mal wieder mit einem schweren Kopf aufgewacht«. Schon am Gesicht kann man ihnen ihre Mißbefindlichkeit ansehen, denn es ist in der Regel rot, heiß und von Schweiß bedeckt. Sie haben das Gefühl, als wolle ihr Kopf bersten, jede Bewegung ruft eine Verschlimmerung der Schmerzen hervor; außerdem werden die Patienten dabei noch von Schwindelgefühlen geplagt. Fester Druck mit den Händen auf die Kopfhaut lindert den Schmerz. Auch kalte Umschläge sind bei Bryonia-Patienten meist sehr beliebt, weil sie eine Besserung des Befindens bewirken.
Dosierung: 3mal täglich 5 Tropfen Bryonia D 12.

Bei diesen Beschwerden müssen Sie Ihren Arzt zu Rate ziehen

Galle- und Leberleiden

● Bei *mangelnder Verdauungsleistung* des Magens und zur unterstützenden Therapie von *Galle- und Leberleiden* kann man Bryonia ebenfalls verwenden. Die Patienten fühlen sich nach dem Essen »überfüllt« und aufgetrieben; die Speisen liegen »unbewegt« im Magen. Ein unangenehm bitterer Geschmack, Mundtrockenheit und ein weißer Zungenbelag verursachen Durst auf kaltes Wasser, das dann in großen Schlucken, mit längeren Pausen dazwischen, getrunken wird.

Magenschmerzen

Zuweilen stellen sich *stechende oder brennende Magenschmerzen* ein, besonders stark auf der rechten Körperseite. Der Stuhl ist trocken und hart, so daß viele dieser Patienten zu Verstopfung neigen. Lediglich in den Morgenstunden tritt zuweilen Durchfall auf. Durch tiefes Atemholen, durch Aufregung und Ärger werden die Beschwerden verstärkt,

während Wärme und Zusammenkrümmen sich wohltuend auswirken.
Dosierungsvorschlag: 3mal täglich 5 Tropfen Bryonia D 4.

Grippaler Infekt

● *Grippale Infekte* können mit Bryonia behandelt werden, wenn ein *krampfhafter, »harter« Husten* die Patienten quält. Neben den typischen Grippesymptomen – einer laufenden Nase und häufigem Niesen, *Halsentzündungen* und Heiserkeit – leiden die Kranken unter stechenden Schmerzen in Hals und Brustkorb, die sich etwas bessern, wenn man festen Druck auf den betroffenen Körperteil ausübt. Im ausgeworfenen Schleim kann sich Blut befinden, oft wird selbst das Atmen durch schmerzhafte Stiche in der Brust behindert. Eine deutliche Verschlimmerung des Reizhustens setzt beim Betreten warmer Räume oder bei körperlicher Bewegung ein. Generell gilt, daß der Bryonia-Husten morgens besonders heftig ist.

Krampf- und Reizhusten

Dosierungsvorschlag: Zweistündlich 5 Tropfen Bryonia D 4.

Rheumabeschwerden

● *Rheumatische Erkrankungen* mit entzündlichem Charakter (im Gegensatz zu abnutzungsbedingten Erkrankungen) sind ein weiteres Indikationsgebiet für Bryonia. Charakteristisch für solche Fälle ist der plötzliche Beginn dieser Erkrankungen – oft setzen sie aus heiterem Himmel mit großer Heftigkeit ein. Die betroffenen Körperpartien schwellen rasch an und werden rot und heiß. Sehr starke, stechende und reißende Schmerzen machen dem Patienten das Leben schwer.
Im Gegensatz zu den rheumatischen Erkrankungen, die mit Rhus toxicodendron behandelt werden können (→ Seite 78), verschlimmern sich die Bryonia-Schmerzen bei Bewegung und Wärme. Nur durch Ruhe und leichte Kühlung bessern sie sich.
Dosierungsvorschlag: 3mal täglich 2 bis 5 Tropfen Bryonia D 4.

Calcium carbonicum Hahnemanni – Wenn es Körper und Seele an Spannkraft und Schwung mangelt

Daraus wird dieses Homöopathikum bereitet

Calcium carbonicum nennen Apotheker die chemische Verbindung aus Kalzium und Kohlensäure, die der Laie schlicht »Kalk« nennt. Calcium carbonicum Hahnemanni muß mit »Kalk nach Hahnemann« übersetzt werden; es handelt sich bei diesem Homöopathikum nämlich um ein besonderes Kalkpräparat, das nicht etwa aus Gestein, Kalkstein oder Marmor, sondern nach Hahnemanns Anweisung aus den Schalen der Auster (Ostrea edulis) hergestellt wird. Zum Reinigen werden die Austernschalen zunächst mit Wasser ausgekocht, danach getrocknet und von den dunklen äußeren Schichten befreit. Der weiße Rest, das Innere der Austernschalen also, wird zu feinstem Pulver verrieben.
Da Austernschalen außer Kalk auch andere Stoffe in kleiner Menge enthalten, beispielsweise Mangan, ist das Homöopathikum Calcium carbonicum Hahnemanni etwas anderes als reines Kalziumkarbonat. Wegen der schlechten Löslichkeit dieses Stoffes gibt es bis zur sechsten Dezimalpotenz (D 6) nur feste Arzneiformen wie Pulver oder Tabletten; erst von D 6 an gibt es auch Dilutionen.

Wichtig

In der Homöopathie zählt Calcium carbonicum Hahnemanni zu den »Konstitutionsmitteln«, das heißt, hier ist besonders genau darauf zu achten, daß die körperlichen und seelischen Eigenschaften des Patienten zum Arzneimittelbild passen. Es wird natürlich selten der Fall sein, daß alle aufgeführten Merkmale mit dem Wesen des Patienten übereinstimmen, im großen Rahmen aber sollte es dem Arzneimittelbild ähnlich sein.

Diese Menschen sprechen auf Calcium carbonicum Hahnemanni am besten an (Wesenstyp)

Neigung zu Übergewicht

Sie besitzen im allgemeinen einen eher zu dicken, schwerfälligen Körperbau, sie neigen zu Fettleibigkeit und Übergewicht. Dabei ist ihre Haut aufgedunsen und wirkt schlaff, weil die Spannung des Unterhautgewebes zu niedrig ist.

Träge, passiv, unentschlossen

Auch vom Gemüt her ist der Calcium carbonicum-Typ ein eher langsamer und träger Mensch. Er kann sich nicht aufraffen, eine Tätigkeit endlich in Angriff zu nehmen, schiebt Entscheidungen und Aufgaben vor sich her und ist passiv und uninteressiert. Wenn er trotzdem einmal eine körperliche oder geistige Anstrengung unternimmt, dann ermüdet er rasch, wird lustlos und gibt bald wieder auf. Solche Erlebnisse lassen bei ihm das Gefühl entstehen, ständig zu versagen, was wiederum zu mangelndem Selbstvertrauen, zu Mutlosigkeit und Niedergeschlagenheit führt. Er ist deshalb meist ein niedergedrückt wirkender, sehr pessimistischer und sorgenvoller Mensch. Im Gespräch verwechselt er manchmal die Ausdrücke oder findet nicht die richtigen Wörter. Sein Gedächtnis ist schlecht, es mangelt ihm an Konzentration.

Oft krank

Menschen des Calcium carbonicum-Typs werden häufig krank, vor allem wenn sie sich in feuchter, kalter Umgebung aufhalten. Meist löst eine Erkältung die andere ab, wobei oft auch Mandeln und Lymphdrüsen entzündet sind und schmerzen.

Häufiges Schwitzen

Zudem leiden sie häufig unter Schweißausbrüchen, aber nicht am ganzen Körper, sondern nur an einzelnen, abgegrenzten Körperteilen, zum Beispiel am Kopf, an Händen oder Füßen. Dabei klagen sie trotz des Schwitzens über ein Gefühl der Kälte in den betroffenen Bereichen. Typisch ist zum Beispiel die Bemerkung eines Calcium carbonicum-Patienten, seine Füße fühlten sich an, als steckten sie in kalten, feuchten Strümpfen. Besonders stark ist diese Schweißbildung nach Anstrengungen, selbst wenn diese nur gering waren, und in der Nacht. Ebenfalls nachts und auch nach geistiger Arbeit treten quälende Kopfschmerzen auf.

Der Calcium carbonicum-Mensch hat eine Abneigung gegen Milch, er verträgt sie auch nicht gut. Meist muß er sich, nachdem er Milch getrunken hat, übergeben, wobei das Erbrochene sauer riecht. Im Gegensatz dazu ißt er sehr gerne Eier.

Wichtiges Kindermittel

Calcium carbonicum Hahnemanni wird gerne bei Kindern angewendet. Wie die vom Wesen her zu diesem Homöopathikum passenden Erwachsenen machen auch die Kinder einen überernährten, gedunsenen Eindruck. Sie sind jedoch blaß und ihrer Haut fehlt die Spannkraft, was ihnen ein plumpes, wabbeliges Aussehen gibt. Vor allem der Bauch fällt auf, er ist zu dick und nach außen gewölbt, Beine und Arme dagegen können auch relativ dünn sein. Typisch für diese Kinder ist der nächtliche Kopfschweiß, der so heftig sein kann, daß am Morgen das Kopfkissen völlig durchnäßt ist. Auch die Unverträglichkeit von Milch, eine Neigung zu sauer riechenden Durchfällen und die Anfälligkeit für Schleimhautentzündungen in den Atemwegen und Erkrankungen der Mandeln sind kennzeichnend.

Scheue, ängstliche Kinder

Calcium carbonicum-Kinder sind meist eher ängstlich. Sie schlafen sehr unruhig, wachen häufig nachts mit einem Schrei aus einem Alptraum auf und haben Angst, abends alleine im Dunkeln zu bleiben. Gehen sie schon zur Schule, fallen Interesselosigkeit und Faulheit auf, worüber ihre Eltern immer wieder besorgt sind.

Leichtere Beschwerden, die Sie selbst behandeln können

Erkältungskrankheit

● Kinder und Erwachsene des Calcium carbonicum-Typs *erkälten sich schnell* beim Aufenthalt im Freien bei feuchtkalter Witterung. Sie klagen dann darüber, daß ihre Nasenschleimhäute so stark anschwellen, daß die Nase völlig verstopft sei und sie keine Luft mehr bekommen könnten. Der Nasenschleim ist übelriechend und gelblich. Auch außen ist die Nase gerötet und entzündet. Zusätzlich schwellen häufig die Lymphdrusen unter dem Kinn, am Hals und am Nacken an, schmerzen und verhärten sich.

Tritt nicht spätestens zwei Tage nach Beginn der Behandlung eine Besserung der Beschwerden ein, muß ein Arzt aufgesucht werden!

Dosierung: 3mal täglich 1 Tablette oder 5 Tropfen Calcium carbonicum Hahnemanni D 6.

Wenn Kinder schlecht gedeihen

● Der Verdauungsapparat des Calcium carbonicum-Patienten arbeitet zuweilen nicht so wie er sollte. Das kann so weit gehen, daß es sogar zu einer *mangelhaften Nahrungsaufnahme und -verwertung* kommen kann. Deswegen wird dieses Mittel auch häufig bei Kindern verwendet, die nicht so recht essen mögen und schlecht gedeihen.
Dosierung: 3mal täglich 5 Tropfen oder 1 Tablette Calcium carbonicum Hahnemanni D 6.

Übelkeit, Erbrechen

● Als Folge der beim Calcium carbonicum-Typ gestörten Magenfunktion kommt es auch häufig zu *Übelkeit* und *Erbrechen*, wobei das Erbrochene sauer riecht. Der Unverträglichkeit von Milch und gekochten Speisen steht eine Vorliebe für Eier und Unverdauliches wie Erde oder Kalk gegenüber. Diese Vorliebe läßt sich dadurch erklären, daß die Patienten durch die bevorzugten Stoffe das Sodbrennen mildern möchten, das ihnen häufig mit saurem Aufstoßen und einem bitteren Geschmack im Mund zu schaffen macht.
Doisierung: 3mal täglich 5 Tropfen oder 1 Tablette Calcium carbonicum Hahnemanni D 6.

Hautbeschwerden

● Schließlich kann man Calcium carbonicum Hahnemanni auch bei einigen *Hauterkrankungen* einsetzen. Wenn selbst kleine Wunden schlecht heilen, sich entzünden und eitern, kann man versuchen, mit Hilfe dieses Homöopathikums die Selbstheilungskräfte der Haut zu unterstützen. So werden juckende, brennende Ekzeme und Pusteln, nässende Hautausschläge und kleine entzündete Hautstellen mit Calcium carbonicum Hahnemanni behandelt.
Sind jedoch größere Hautbezirke betroffen, muß die Therapie unter der Aufsicht eines Arztes erfolgen!
Bei der Wahl des Mittels ist darauf zu achten, daß Calcium carbonicum Hahnemanni in solchen Fällen zum Einsatz kommt, bei denen sich die Haut trotz des brennenden Schmerzes kalt und feucht anfühlt. Der Schweiß, der sie bedeckt, riecht säuerlich.
Dosierung: 2mal täglich 1 Tablette oder 5 Tropfen Calcium carbonicum Hahnemanni D 12.

Bei diesen Beschwerden müssen Sie Ihren Arzt zu Rate ziehen

Verzögertes Zahn- und Knochenwachstum

● Bei Kindern des Calcium carbonicum-Typs sind häufig Zahnung und Knochenreifung verzögert. Man kann Kindern in solchen Fällen (keinesfalls anstelle einer vom Arzt verordneten Vitamin-D-Behandlung!) zur zusätzlichen *Stimulation des Calciumstoffwechsels* Calcium carbonicum Hahnemanni geben. Ziel dieser Behandlung ist nicht, die fehlende Substanz – das Calcium – zu ersetzen, sondern das betroffene Regulationssystem des Körpers günstig zu beeinflussen.
Dosierungsvorschlag: 2mal täglich 1 Tablette oder 5 Streukügelchen Calcium carbonicum Hahnemanni D 12.

Mandelentzündung

● Im Rahmen von Erkältungen kommt es bei Menschen des Calcium carbonicum-Typs immer wieder auch zu *Mandelentzündungen* mit geschwollenen und geröteten Mandeln. Das Schlucken schmerzt, die Kranken haben das Gefühl, kein Stück fester Nahrung passe mehr durch den verengten Hals. Die stechenden Schmerzen beim Schlucken können bis in die Ohren ausstrahlen.
Dosierungsvorschlag: 3mal täglich 5 Tropfen oder 1 Tablette Calcium carbonicum Hahnemanni D 6.

Husten

● Auch für *Husten* sind die Betroffenen recht anfällig. Bei ihnen werden nicht selten Hustenanfälle durch Einatmen oder Essen ausgelöst. Der gelbliche Schleim, den sie aus den Bronchien zu Tage fördern, hat einen merkwürdigen, süßlichen Geschmack. Wenn man auf ihren Brustkorb drückt oder ihn auch nur berührt, haben die Patienten starke Schmerzen. Nachts wird ihr Husten schlimmer, vor allem trockener, denn dann wird kaum noch Schleim ausgehustet.
Dosierungsvorschlag: 3mal täglich 1 Tablette oder 5 Tropfen Calcium carbonicum Hahnemanni D 6.

Ohr- und Augenentzündung

● Augen und Ohren können auch von der Erkältung betroffen sein. Durch ein Fremdkörpergefühl im Auge, brennende Schmerzen und ein Verkleben der Lider über Nacht macht sich eine *Entzündung der Augen* bemerkbar. Die Bildung eines eitrigen Sekrets im Ohr, nachlassende Hörfähigkeit, be-

gleitet von Ohrenschmerzen beim Schlucken oder Naseputzen, sowei Rauschen und Summen in den Ohren sind Zeichen für einen *Katarrh des Ohres*. Im Gehörgang, der Ohrmuschel oder sogar hinter dem Ohr kann es auch zu Entzündungen der Haut kommen.
Dosierungsvorschlag: 3mal täglich 1 Tablette oder 5 Tropfen Calcium carbonicum Hahnemanni D 6.

Funktionelle Herzbeschwerden

● Dieses Homöopathikum kann auch bei *funktionellen Herzbeschwerden* hilfreich sein. Als Symptome einer Beeinträchtigung der Herzfunktion, für die Calcium carbonicum angezeigt ist, zeigen sich gewöhnlich Atemnot und Herzklopfen, verbunden mit Unruhe und Angst. Die Patienten haben das Gefühl, ihre Brust sei zu eng. Ihr Atem wird kurz, wenn sie sich anstrengen müssen, und sie wünschen sich, endlich einmal wieder tief Luft holen zu können.
Dosierungsvorschlag: 3mal täglich 1 Tablette Calcium carbonicum Hahnemanni D 4.

Magenschmerzen

● Bei krampfartigen *Magenschmerzen* und Magendrükken hat sich Calcium carbonicum Hahnemanni ebenfalls bewährt. Nahrungsmittelaufnahme verschlimmert den Schmerz, oft beschweren sich die Patienten über ein Gefühl der Beengung in der Magengegend, als ob ein Gürtel zu eng geschnürt sei. Bei manchen Patienten ist die Bauchdecke deutlich nach vorne gewölbt und fühlt sich gespannt an. Auch *Blähungsbeschwerden* können auftreten.
Dosierungsvorschlag: 3mal täglich 1 Tablette Calcium carbonicum Hahnemanni D 6.

Chamomilla – Für unleidliche Kinder und Erwachsene

Daraus wird dieses Homöopathikum bereitet

Sie kennen sie alle als Tee, die Echte Kamille, aber auch als »Unkraut« auf Schuttplätzen, Brachland, an Wegrändern und Böschungen. Dieser Korbblütler – Chamomilla recutita nach neuerer Namensgebung, früher war der botanische Name

Matricaria Chamomilla – mit dem gelben Kissen aus Röhrenblüten, die umgeben sind von einem Kranz weißer Strahlenblüten, ist in ganz Europa verbreitet. Als man Getreideäcker noch nicht mit Herbiziden behandelte, war die Kamille das Ackerunkraut der Kornfelder. Als Heilpflanze mit großer Heilwirkung wurde sie im Juni gesammelt, auf luftigen Böden getrocknet und als Teedroge gegen vielerlei Beschwerden gebraucht. Man wußte sie von anderen Kamillenarten gut zu unterscheiden, denn der hohle Blütenboden ist zusammen mit dem angenehmen Duft eine sichere Erkenntnishilfe. Heute wird die echte Kamille in Kulturen angebaut.
Das Homöopathikum Chamomilla wird aus der ganzen, zur Blütezeit geernteten, frischen Pflanze bereitet.

Diese Menschen sprechen auf Chamomilla am besten an (Wesenstyp)

Reizbar, launisch, zornig, ungeduldig

Die Wirkung von Chamomilla zielt in erster Linie auf das Nervensystem. Typische Chamomilla-Patienten sind *reizbare, launenhafte* und *mürrische* Menschen. Sie sind dafür bekannt, daß sie ihre schlechte Laune gerne an ihren Mitmenschen auslassen und auf Widerspruch oder Gegenrede mit *Zornesausbrüchen* reagieren. Auch ihre *Unruhe* und *Ungeduld* sind meist gefürchtet.
Beim Chamomilla-Patienten sind die Nerven, die Sinneseindrücke weiterleiten, überempfindlich. Deshalb reagiert er sehr stark auf Gerüche und Geräusche. Besonders sensibel aber ist sein Schmerzempfinden. Er jammert in der Nacht, er halte es nicht mehr aus, seine *Schmerzen würden immer unerträglicher.* Kranke, die in dieser Weise reagieren, sprechen fast immer gut auf Chamomilla an.

Wichtiges Mittel für Kinder

Besonders bewährt hat sich Chamomilla in der *Kinderheilkunde.* Der Umgang mit Kindern des Chamomilla-Typs ist nicht einfach. Sie sind *quengelig* und oft mit allem *unzufrieden,* was man ihnen gibt oder mit ihnen unternimmt, wissen aber selber auch nicht so recht, was sie eigentlich möchten. Bei den Erwachsenen gelten sie als ungezogen und widerwärtig. Manchmal sind sie aber auch *ängstlich,* vollkommen *erschöpft* und *weinerlich.* Chamomilla-Patienten, vor allem die Kinder, schlafen sehr unruhig. Alle ihre Beschwerden verschlimmern sich gewöhnlich nachts. Das gilt in besonderem Maße für plötzlich am Abend oder in der Nacht auftretende Schmerzen, die dann so heftig sind, daß sie die Patienten nicht zur Ruhe kommen lassen.

Leichtere Beschwerden, die Sie selbst behandeln können

Schlafstörungen

● Kinder vom Chamomilla-Typ können oft ihrer Nervosität und Unruhe wegen *nicht einschlafen*, selbst wenn sie bereits übermüdet sind. Kleinkinder möchten ständig auf dem Arm getragen werden und kommen einfach nicht zur Ruhe. Auch Erwachsene leiden als Folge ihrer Nervosität unter Einschlafstörungen.
Dosierung: Kleinkinder 5 Streukügelchen oder 1 zerdrückte Tablette Chamomilla D 4; Schulkinder und Erwachsene 5 Tropfen Chamomilla D 4 etwa 1 Stunde und noch einmal unmittelbar vor dem Zubettgehen.

In der Zahnungsperiode

● Ein besonders schwieriger Abschnitt der Kindheit ist die *Zahnungsperiode*. Die Kleinen sind während dieser Zeit quengelig und unruhig, sie schlafen schlecht, wachen mitten in der Nacht schreiend auf und wollen von der Mutter auf den Arm genommen werden. Oft ist die eine Wange rot und heiß, die andere dagegen blaß. Viele Kinder bekommen während des Zahnens *Durchfälle*, die den Po wund machen, manche reagieren auch mit *Fieber* oder *Hustenanfällen*. In diesen Fällen gilt Chamomilla als das Mittel der Wahl.
Dosierung: 3mal täglich 1 zerdrückte Tablette oder 5 Streukügelchen Chamomilla D 4. Zusätzlich kann man mehrmals täglich einige Tropfen Chamomilla D 4 mit dem Finger in den Kiefer einmassieren.

Periodenschmerzen

● Bei *Regelbeschwerden* mit heftigen krampfartigen Schmerzen ist Chamomilla ebenfalls hilfreich; auch hier wieder vor allem dann, wenn es sich um nervöse und unruhige Frauen handelt. Das abgehende Blut ist dunkel gefärbt und klumpig. Es hat einen starken Geruch.
Dosierung: 3- bis 5mal täglich 5 Tropfen oder 1 Tablette Chamomilla D 4.

Kopfschmerzen

● Drückende *Kopfschmerzen*, verbunden mit dem Eindruck, alles Blut ströme zum Kopf, können ebenfalls durch Chamomilla gelindert werden. Das Gesicht der Patienten ist gerötet und heiß, sie schwitzen stark am Kopf. Die Schmerzen werden oft als ziehend, stechend oder »wie von einem elektrischen Schlag« beschrieben.
Dosierung: 3mal täglich 5 Tropfen oder 1 Tablette Chamomilla D 6.

Halsweh, Husten

● Manche *Erkältungssymptome* lassen sich mit Chamomilla behandeln, wenn die Patienten sehr unruhig und überempfindlich sind. Dazu gehören zum Beispiel *Halsschmerzen* mit viel Hüsteln und Räuspern sowie *Erkältungshusten* mit ständigem Kitzel in der Kehle, der die Kranken vor allem nachts nicht zur Ruhe kommen läßt.
Dosierung: 3mal täglich 5 Tropfen Chamomilla D 6.

Bei diesen Beschwerden müssen Sie Ihren Arzt zu Rate ziehen

Wichtig

Schneidende und krampfartige Schmerzen im Bauchraum verlangen immer eine sofortige Untersuchung durch den Arzt, auch wenn dieser dann nur eine harmlose Ursache feststellt, zum Beispiel eine Blähungskolik oder Leibschmerzen aufgrund eines verdorbenen Magens. Diese Schmerzen können so heftig sein, daß sich die Patienten zusammenkrümmen müssen und dabei die Beine bis dicht an den Bauch anziehen. Bevorzugt kleine Kinder zeigen dieses Verhalten. Ihr Bauch wirkt aufgetrieben, Temperaturerhöhungen, sogar Fieber können vorhanden sein. Die Koliken verschlimmern sich in der Nacht und können durch Wärme günstig beeinflußt werden.

Magenschmerzen

● Zu den *Verdauungsstörungen*, die mit Chamomilla gebessert werden können, gehört auch Magendrücken, das sich typischerweise nach dem Essen einstellt. Dem Patienten ist jegliche Freude am Essen vergällt, weil alle Speisen wie ein Stein im Magen liegen, und er nach den Mahlzeiten einen fauligen und bitteren Geschmack im Mund behält.
Dosierungsvorschlag: Stündlich 5 Tropfen Chamomilla D 2.

Ohrenschmerzen

- Stechende *Ohrenschmerzen*, die nachts ihren Höhepunkt erreichen und den ohnehin schon unleidlichen Patienten zur Raserei treiben können, sind ebenfalls mit Chamomilla günstig zu beeinflussen.
Dosierungsvorschlag: Stündlich 5 Tropfen Chamomilla D 2.

Muskel- und Nervenschmerzen

- Schließlich kann man mit Chamomilla auch *Schmerzen in Muskeln und Nerven* behandeln. Das Reißen und Ziehen in den Gliedern, zuweilen gefolgt von einer Gefühllosigkeit, macht den Patienten ruhelos. Er ist ständig in Bewegung, wobei sich die Schmerzen in der Nacht und durch Einwirkung von Wärme verschlimmern.
Dosierungsvorschlag: In akuten Fällen 5mal täglich 5 Tropfen Chamomilla D 4; zur Dauertherapie 2mal täglich 5 Tropfen oder 1 Tablette Chamomilla D 12.

Drosera – Ein homöopathisches Hustenmittel

Daraus wird dieses Homöopathikum bereitet

Er ist schon ein sonderbares Gewächs, der Sonnentau, der auf Mooren und feuchten Böden seine Blattrosette ausbreitet und dessen klebrige Fanghaare in der Sonne glitzern, als seien sie mit lauter Brillanten besetzt. Den Stickstoffmangel an seinem natürlichen Standort gleicht der Sonnentau dadurch aus, daß er kleine Insekten fängt, die er mit Hilfe des Sekrets seiner Fanghaare verdaut. In den Monaten Juli und August entsendet er aus der Rosettenmitte einen langen Blühstiel mit vielen weißlichen Blüten in traubiger Anordnung. Leider wird er bei uns immer seltener. Durch Trockenlegen der Feuchtgebiete machen wir ihm seinen Lebensraum streitig. Der Sonnentau, Drosera rotundifolia, wie er botanisch genannt wird, ist eine altbewährte Heilpflanze gegen Krampf- und Keuchhusten.

Altbewährte Heilpflanze

Das homöopathische Mittel Drosera wird aus der frischen, blühenden Pflanze bereitet.

Wichtig

Drosera gehört zu den organspezifischen Mitteln; das sind solche Homöopathika, die ihre Wirkung direkt auf ein bestimmtes Organ richten. Deshalb gibt es bei diesem Mittel keine Beschreibung des Wesenstyps, wohl aber Besonderheiten, die zu beachten sind.

Leichtere Beschwerden, die Sie selbst behandeln können

Krampfhusten

● Drosera gilt auch in der Homöopathie als bewährtes Mittel bei *krampfartigem Erkältungshusten*, der den Patienten salvenartig überfällt, und ihm kaum noch Zeit zum Luftholen läßt. Manche Patienten geraten während dieser Hustenanfälle regelrecht in Panik, weil sie das Gefühl haben, sie müßten ersticken. Durch einen ständigen Kitzelreiz in der Kehle werden immer neue Anfälle provoziert, so daß der Rachen durch das viele Husten wund und trocken wird. Die Hustensalven treten bevorzugt am Abend, direkt nach dem Zubettgehen, oder in der Nacht auf.
Dosierung: Stündlich 5 Tropfen Drosera D 3.

Bei diesen Beschwerden müssen Sie Ihren Arzt zu Rate ziehen

Bronchitis, Bronchialasthma

● Auch in Fällen von *sehr schwerem Husten*, etwa bei einer *Bronchitis* oder bei *Bronchialasthma*, läßt sich mit Drosera eine Linderung der quälenden Anfälle erreichen. Der Husten ist zuweilen so heftig, daß er Erbrechen auslöst. Der ausgehustete Schleim ist meist gelblich und sehr zähflüssig. Heftige, stechende Schmerzen in den Bronchien, die auch nach Abklingen der Hustenattacke noch andauern können, beeinträchtigen das Wohlbefinden zusätzlich. Sie bessern sich, wenn man die Hände fest auf die Brust drückt. Dieses Merkmal ist ein wichtiger Hinweis für den Einsatz von Drosera.
Dosierungsvorschlag: Stündlich 5 Tropfen Drosera D 3.

Keuchhusten bei Kindern

● Man kann Drosera auch zusätzlich zur ärztlichen Therapie von *Keuchhusten* bei Kindern verwenden, denn bellende stoßartige Hustenanfälle sind typisch für Keuchhusten.

Dosierungsvorschlag: 5mal täglich 5 bis 10 Tropfen oder Streukügelchen Drosera D 6.

Unser Tip

Lungenemphysem, Staublunge

Bei Patienten mit *Lungenemphysem* oder einer *Staublunge*, die große Mengen eines sehr zähen, fadenziehenden Sekrets aushusten, kann eine kombinierte Gabe von Drosera und eines anderen Homöopathikums, Coccus cacti, sinnvoll sein. Selbstverständlich gehören auch diese Patienten in ärztliche Behandlung.
Dosierung: Im Abstand von etwa 2 Stunden im Wechsel jeweils 5 Tropfen Drosera D 4 und Coccus cacti D 4.

Gelsemium – Für benommene, apathische Patienten

Daraus wird dieses Homöopathikum bereitet

Gelsemium sempervirens, »Falscher Jasmin« aus der botanischen Familie der Loganiaceae, ist ein in Nordamerika und Ostasien beheimateter Schlingstrauch. Die gelblichen oder weißen Blüten mit einer großen, glockigen Blütenkrone duften stark und angenehm. Mit dem bei uns beliebten Jasmin ist er nicht identisch – man nennt ihn deshalb auch »Falscher Jasmin«.
Das Homöopathikum Gelsemium wird aus dem frischen Wurzelstock der Pflanze hergestellt.

Diese Menschen sprechen auf Gelsemium am besten an (Wesenstyp)

Erschöpft, müde, benommen

Wer sich ständig erschöpft und müde fühlt, wem das Denken und Reden schwer wird, weil er sich »wie betäubt« fühlt, der sollte zu Gelsemium greifen, wenn er unter den im folgenden beschriebenen Erkrankungen leidet. Muskeln und Glieder werden schwer und unbeweglich, der Patient macht einen benommenen, ja manchmal sogar apathischen Eindruck.

Leichtere Beschwerden, die Sie selbst behandeln können

Kopfschmerzen

● Dumpfe, drückende *Kopfschmerzen*, mit dem Gefühl, als ob man ihm ein Band fest um den Kopf gelegt habe, quälen den Gelsemium-Patienten. Häufig beginnen die Schmerzen im Nacken und ziehen von dort aus über den ganzen Kopf bis nach vorne zu den Augen. Dabei ist manchmal auch nur eine Seite des Kopfes betroffen. Oft treten diese Schmerzen nach großen Anstrengungen oder Aufregungen auf (→ »Unser Tip«, Seite 56). Sie werden besonders schlimm, wenn man sich in Gedanken mit ihnen beschäftigt, zuweilen bessern sie sich nach dem Entleeren der Blase.
Dosierung: Bei heftigen Schmerzattacken stündlich 5 Tropfen Gelsemium D 4; zur Dauerbehandlung 3mal täglich 5 Tropfen Gelsemium D 6.

Fiebriger, grippaler Infekt

● Bei der Behandlung von *fiebrigen, grippalen Infekten* ist Gelsemium dann das richtige Mittel, wenn die Erkrankten erschöpft und benommen sind. Wie zerschlagen fühle sich ihr Körper an, klagen sie, und müssen neben diesen Gliederschmerzen meist auch starke Kopfschmerzen ertragen.
Ihr Gesicht ist hochrot, wie das der Belladonna-Patienten (→ Seite 33). Eine Entscheidung zwischen diesen beiden Homöopathika läßt sich aber leicht fällen, wenn man weiß, daß Belladonna-Typen überreizt und erregt sind, Gelsemium-Patienten dagegen apathisch und schläfrig.
Die Entzündung, die diese fiebrigen Infekte auslöst, kann sich an verschiedenen Organen entwickeln. Es können

Halsweh, Schnupfen, Husten

Halsentzündungen mit Heiserkeit, Schluckbeschwerden und rauhem Hals auftreten, aber auch Kitzelhusten und krampfartige Hustenanfälle sowie Nasenkatarrhe. Ein Schnupfen läßt sich aber nur während der ersten, der akuten Phase mit Gelsemium wirksam behandeln, solange noch ein scharfes, dünnflüssiges Sekret produziert wird.

Nicht geeignet ist Gelsemium zur Behandlung chronischer Kieferhöhlenvereiterungen, bei denen ein zäher, mit Eiter durchsetzter Schleim abgesondert wird!

Da die durch Gelsemium beeinflußbaren Beschwerden typischerweise im Warmen, zum Beispiel bei heißem oder schwülem Wetter, auftreten, verwendet man dieses Homöopathikum oft mit Erfolg auch bei der »Sommergrippe« oder zur Besserung der Symptome eines Heuschnupfens.

Sommergrippe, Heuschnupfen

Dosierung: 3mal täglich 5 Tropfen Gelsemium D 6.

Schmerzhafte Periode

● Bei *krampfartigen Regelschmerzen* kommt Gelsemium dann in Frage, wenn die Periode nicht zum gewohnten Zeitpunkt in gewohnter Stärke einsetzt (man spricht in solchen Fällen von einer unterdrückten Blutung). Als wichtiges Auswahlkriterium für Gelsemium gilt hier ebenfalls, daß sich die Patientinnen matt und erschöpft fühlen. Ihre Schmerzen strahlen gelegentlich bis ins Becken und zum Rücken aus.
Dosierung: 3mal täglich 5 Tropfen oder 1 Tablette Gelsemium D 6.

Bei diesen Beschwerden müssen Sie Ihren Arzt zu Rate ziehen

Migräne

● Eine »echte« *Migräne*, die dem Patienten durch das gemeinsame Auftreten von Kopfschmerzen, Gleichgewichts- und Sehstörungen zu schaffen macht, kann ebenfalls gut auf Gelsemium ansprechen. Für die Behandlung mit diesem Homöopathikum ist wichtig, daß die Kopfschmerzen als drückend empfunden werden, und daß die Erkrankten müde bis zur Benommenheit sind. Ihr Gesicht ist leicht gerötet, und sie klagen über »Doppeltsehen« und Schwindelanfälle, vor allem wenn sie sich bewegen.
Dosierungsvorschlag: 1- bis 2mal täglich 5 Tropfen Gelsemium D 12; im akuten Anfall 3mal täglich 5 Tropfen Gelsemium D 6.

Trigeminusneuralgie

● Außerdem können *Neuralgien des Trigeminusnervs*, die zu ziehenden Gesichtsschmerzen und Zuckungen der Gesichtsmuskulatur führen, mit Gelsemium behandelt werden.
Dosierungsvorschlag: Bei heftigen Schmerzattacken stündlich 5 Tropfen Gelsemium D 4; in weniger akuten Fällen 3mal täglich 5 Tropfen Gelsemium D 6.

Muskelschwäche, Zittrigkeit

● *Muskelschwäche, Zittrigkeit* oder Probleme mit der Beweglichkeit der Glieder sind ebenfalls einer Behandlung mit Gelsemium zugänglich. Dies gilt vor allem für solche Patienten, die dabei schneidende Schmerzen spüren »als ob ich von einem elektrischen Schlag getroffen worden sei«. Aber auch in der Homöopathie gibt es keine Wundermittel, die Lähmungen oder Beeinträchtigungen der Muskelkraft infolge organischer oder mechanischer Schäden »wegzaubern« können. Mit Hilfe kleiner und kleinster Heilreize wird vielmehr versucht, die Abwehrkraft und die tief im Menschen sitzende Lebensenergie zu stärken, um so auf die Krankheiten des Patienten einzuwirken.
Dosierungsvorschlag: 1mal täglich 1 Tablette oder 5 Tropfen Gelsemium D 12.

Herz-Kreislauf-Beschwerden

● Gelsemium wird auch bei *Störungen des Herz-Kreislaufsystems* eingesetzt. Zum einen verwendet man es zur Kräftigung bei jenen Patienten, die nach einer überstandenen Krankheit einen Kreislaufzusammenbruch oder einen Schwächeanfall erlitten haben, zum anderen gibt man es Kranken, die unter nervösen Herzbeschwerden leiden. Diese Patienten wachen zum Beispiel in der Nacht plötzlich mit der Angst auf, ihr Herz bliebe stehen oder sie müßten sich sogleich körperliche Bewegung verschaffen, damit es weiterschlage. Der Schlagrhythmus ihres Herzens ist meist recht unregelmäßig, ihr Puls relativ weich und schwach (also recht schlecht zu spüren).
Dosierungsvorschlag: 3mal täglich 5 Tropfen Gelsemium D 6.

Wehenschwäche

● Bei *Wehenschwäche* kann Gelsemium ebenfalls mit Erfolg verwendet werden, wobei stets der entbindende Arzt über die homöopathische Medikation informiert sein muß.
Dosierungsvorschlag: 3mal täglich 5 Tropfen oder 1 Tablette Gelsemium D 6.

Unser Tip

In der Homöopathie wird Gelsemium bevorzugt dann eingesetzt, wenn *Erkrankungen als Folge von Aufregungen oder*

Beschwerden nach großer Belastung

Anstrengungen auftreten. Viele Menschen reagieren nach einer großen Belastung mit Kopfschmerzen, viele mit anderen Beschwerden, beispielsweise Durchfällen, Magenkrämpfen, Herzbeschwerden oder Erschöpfungszuständen.
Gelsemium wirkt nur, wenn Beschwerden nachträglich auftreten, also dann, wenn das aufregende Ereignis bereits vorüber ist; gegen Prüfungsangst oder Lampenfieber vor einem Auftritt ist Argentum nitricum (→ Seite 24) das empfehlenswerte Mittel.
Dosierung: 3mal täglich 5 Tropfen oder 1 Tablette Gelsemium D 6.

Hepar sulfuris – Wenn bestehende Entzündungen zu eitern beginnen

Daraus wird dieses Homöopathikum bereitet

Hepar sulfuris übersetzt man mit »Kalkschwefelleber« – doch darunter kann sich der Laie wenig vorstellen, überdies hat das mit Leber auch nichts zu tun. Etwas mehr sagt schon die Art der Herstellung dieses Homöopathikums aus.
Schwefelblüte, auch Schwefelblume genannt, eine besonders feine Form des elementaren Schwefels, mischt man mit den weißen inneren Teilen der Austernschalen und glüht das Gemisch. Es entstehen verschiedene Verbindungen aus Kalzium und Schwefel; dieses Gemisch bildet den Ausgangsstoff zur Bereitung des Homöopathikums Hepar sulfuris.

Diese Menschen sprechen auf Hepar sulfuris am besten an (Wesenstyp)

Zwiespältige Wesenszüge

Sie verhalten sich zwiespältig, einerseits sind sie phlegmatisch und träge, andererseits aber jähzornig und reizbar. Diese Eigenschaften sind wohl Folgen der Niedergeschlagenheit und Unzufriedenheit, die tief in ihnen schlummern.
Beim Essen liebt der Hepar sulfuris-Typ Saures oder scharf Gewürztes. Wenn er schwitzt – was sehr oft der Fall ist –, riecht sein Schweiß äußerst unangenehm. Zu seinem großen Leidwesen gehört er zu jenen Menschen, die sich

schon eine Erkältung holen, wenn sie nur wenige Minuten in einem kalten Luftzug oder bei unwirtlichem Wetter im Freien zubringen mußten.

Leichtere Beschwerden, die Sie selbst behandeln können

Schnupfen, Halsweh

● Zu den Erkältungskrankheiten, die mit Hepar sulfuris behandelt werden können, zählen unter anderem (→ Seite 59) *Schnupfen* und *Rachenentzündungen*. Diese Entzündungen sind dadurch gekennzeichnet, daß der Patient das Gefühl hat, in seinem Hals habe sich ein Splitter festgesetzt. Seine Stimme klingt heiser und ist sehr leise. Einen Schnupfen wird er mitunter lange nicht los, sondern schleppt ihn wochenlang mit sich herum. Ein dickes, gelbes Sekret verstopft seine Nasenlöcher und macht sie wund. Wenn es ihn »schlimm erwischt hat«, kann sogar die ganze Nase angeschwollen sein.
Dosierung: 3mal täglich 1 bis 2 Tabletten Hepar sulfuris D 4.

Husten

● Manchmal wird ein Patient bei seiner Erkältung von einem ständigen *Hustenreiz* in der Kehle geplagt, der den Hals angreift und wund macht. Das kommt häufig daher, daß der Schleim noch fest in den Bronchien sitzt, sich also nicht löst. In solchen Fällen ist eine Behandlung mit Hepar sulfuris angebracht.
Dosierung: Zweistündlich 1 Tablette Hepar sulfuris D 4.

> Bitte beachten Sie:
> Tritt nach wenigen Tagen keine Besserung ein, muß zur Abklärung der Krankheitsursache der Arzt aufgesucht werden!

Übelkeit, Brechreiz

● Wenn »das Essen wie ein Stein im Magen liegt« und *Übelkeit* mit Brechneigung dem Patienten das Leben vergällen, kann Hepar sulfuris ebenfalls hilfreich sein. Auffällig ist der große Appetit der Kranken auf scharfe und saure Speisen; unter Umständen verlangen sie sogar nach purem Essig. Abgesehen davon wollen sie kaum etwas essen, gelegentlich entwickeln sie sogar einen regelrechten Widerwil-

len gegen jegliche Nahrung, insbesondere aber gegen fettes Essen.
Dosierung: 3mal täglich 1 Tablette Hepar sulfuris D 4.

»Unheilsame« Hautbeschwerden

● Die *Haut* des Hepar sulfuris-Patienten ist *»unheilsam«*. Selbst kleine Verletzungen eitern und entzünden sich, die Haut juckt und brennt dann und darf an den befallenen Stellen nicht berührt werden. Besonders anfällig für Eiterungen sind entzündete Bereiche in Hautfalten.
Bei Kälte, so im Winter, ist die Heilung besonders stark verlangsamt. Um Entzündungen, zum Beispiel auch Aknepusteln, zum Abheilen zu bringen, muß man eine relativ hohe Potenz Hepar sulfuris anwenden, andernfalls verstärkt man die Tendenz zur Eiterung (→ auch Seite 61).
Dosierung: 2mal täglich 1 Tablette Hepar sulfuris D 12.

Bei diesen Beschwerden müssen Sie Ihren Arzt zu Rate ziehen

Nasennebenhöhlenentzündung

● Der Hepar sulfuris-Typ neigt zu *chronischen Nasennebenhöhlenentzündungen* mit der Bildung eines zähen, mit Eiter durchsetzten Sekrets. Die Nasenschleimhäute, mitunter auch der ganze Nasenbereich, schwellen an und entzünden sich.
Dosierungsvorschlag: 3mal täglich 1 bis 2 Tabletten Hepar sulfuris D 4.

Mandelentzündung

● Hepar sulfuris hat sich bei *Entzündungen und Vereiterungen der Mandeln* ebenfalls sehr bewährt. Auch hier ist typisch, daß der Patient das Gefühl hat, ein Splitter stecke in seinem Hals.
Dosierungsvorschlag: 3mal täglich 1 Tablette Hepar sulfuris D 4.

Pseudokrupp

● Sogar eine die ärztliche Therapie unterstützende Behandlung des *Pseudokrupp* ist mit diesem Homöopathikum schon mit Erfolg versucht worden.
Dosierungsvorschlag: 2mal täglich 1 Tablette Hepar sulfuris D 6.

Augen-entzündung

● Wenn *Entzündungen am Auge* bereits zu eitern begonnen haben, wird in der Homöopathie ebenfalls mit Hepar sulfuris behandelt. Dabei kann es sich um Bindehautentzündungen, Gerstenkörner oder Lidrandentzündungen handeln, die alle dem Patienten dadurch Kummer bereiten, daß die Augen kein helles Licht mehr vertragen und gerötet und geschwollen sind.
Auch nach der Eröffnung des Eiterherdes durch den Arzt soll die homöopathische Therapie mit Hepar sulfuris bis zur völligen Ausheilung beibehalten werden.
Dosierungsvorschlag: 3mal täglich 1 Tablette Hepar sulfuris D 4.

Ohr-entzündung

● Für *Ohrentzündungen*, die sich durch heftige, stechende Schmerzen und ungewohnte Ohrgeräusche bemerkbar machen, gilt, daß sie nur dann mit Hepar sulfuris behandelt werden sollen, wenn sie sich bereits im Stadium der Eiterung befinden.
Dosierungsvorschlag: 3mal täglich 1 Tablette Hepar sulfuris D 4.

Magen-schmerzen

● *Magenschmerzen*, von den Patienten als »nagend« empfunden, und *schmerzhafte Hungergefühle* sind einer Hepar sulfuris-Therapie ebenfalls zugänglich.
Dosierungsvorschlag: 3mal täglich 5 Tropfen oder 1 Tablette Hepar sulfuris D 6.

Prostata-beschwerden

● Patienten, die, etwa aufgrund eines Prostataleidens, beim *Wasserlassen lange warten* müssen, bis der Harn kommt, können ebenfalls mit Hepar sulfuris behandelt werden. Das Wasser fließt bei ihnen nur tröpfelnd und ohne Druck ab, und sie haben das Gefühl, es bliebe immer ein Rest in der Blase zurück. Die Mündung der Harnröhre ist oft entzündet und wund.
Dosierungsvorschlag: 2mal täglich 5 bis 10 Tropfen Hepar sulfuris D 6.

Haut-entzündung

● Schließlich wirkt Hepar sulfuris hervorragend bei *eiternden Hautentzündungen* aller Art. Dazu gehören Ekzeme und

Ausschläge, Furunkel und Karbunkel, aber auch Eiterungen am Nagelbett (→ Seite 59). Die Haut juckt und ist sehr berührungsempfindlich.

Wichtig

Dosierungsvorschlag: Bei der Dosierung muß man zwischen Erkrankungen unterscheiden, bei denen die Eiterung reifen soll, zum Beispiel bei Furunkeln und Karbunkeln, dann soll zweistündlich 1 Tablette Hepar sulfuris D 4 eingenommen werden, und solchen Erkrankungen, bei denen eine Entzündung verhindert werden soll, in diesen Fällen nimmt man 2mal täglich 1 Tablette Hepar sulfuris D 12 (→ auch Seite 59).

Ipecacuanha – Wenn der Magen Probleme bereitet

Daraus wird dieses Homöopathikum bereitet

In großen Gebieten Brasiliens, vor allem in den feuchten Waldgebieten, wächst der immergrüne Strauch Cephaelis ipecacuanha. Bei uns führt die Wurzel dieser Pflanze auch die Bezeichnung »Brechwurzel«, da man früher (heute nur noch sehr selten) das Pulver als Brechmittel verabreichte. Diese Wirkung zeigt sich auch im Arzneimittelbild.
Die getrockneten Wurzeln der Pflanze sind die Ausgangssubstanz des Homöopathikums Ipecacuanha.

Diese Menschen sprechen auf Ipecacuanha am besten an (Wesenstyp)

Wenn »etwas auf den Magen schlägt«

In der Homöopathie wird dieses Mittel immer dann eingesetzt, wenn dem Patienten etwas »auf den Magen geschlagen« ist. In erster Linie ist dies natürlich bei einem verdorbenen Magen oder einer Sommergrippe der Fall, aber auch Krankheiten, bei denen eigentlich andere Symptome im Vordergrund stehen, beispielsweise Migräne, Husten oder Menstruationsbeschwerden, bescheren dem Patienten gelegentlich Probleme mit dem Magen.
Man ist gut beraten, in solchen Fällen immer auch an eine Behandlung mit Ipecacuanha zu denken.

Leichtere Beschwerden, die Sie selbst behandeln können

Magenbeschwerden

● Wer kennt nicht das elende Gefühl eines *»verdorbenen Magens«*, wenn man einmal beim Essen »gesündigt« hat. Im Nachhinein bereut man fast immer, sei es, daß man einfach zu viel oder zu fett gegessen, sei es, daß man zuviel Verschiedenes in den Magen gepackt hat. Bei den auf diese Weise verursachten *Magenbeschwerden mit Übelkeit* ist Ipecacuanha eines der wichtigsten Mittel der Homöopathie. Die Betroffenen sind in einer mißlichen Lage: Sie fühlen sich sterbenselend und müssen sich immer wieder übergeben, ohne daß sich aber die Übelkeit dadurch bessern würde. Selbst wenn ihr Magen bereits völlig leer ist, erbrechen sie noch bitteren Schleim. Ihre Speicheldrüsen laufen auf Hochtouren. Dabei ekeln sie sich aber so vor allen Speisen, daß sie sich nicht vorstellen können, jemals wieder etwas essen zu können.
Dosierung: 3mal täglich 5 Tropfen Ipecacuanha D 4.

Periodisch auftretendes Kopfweh

● Viele Menschen haben immer wieder einmal quälende *Kopfschmerzen*. Dabei ist es sehr unterschiedlich, wann und wie oft die Kopfschmerzattacken auftreten, welche Beschwerden dem Patienten das Leben zusätzlich schwer machen und was sich positiv auf sein Befinden auswirkt.
Wenn die Schmerzen in regelmäßigen Abständen wiederkehren, sich bevorzugt abends und in der Nacht bemerkbar machen, mit Übelkeit verbunden sind und durch Ausruhen besser werden, dann ist Ipecacuanha eine Hilfe. Die Übelkeit zwingt meist zum Erbrechen, wodurch das Befinden aber keinesfalls gebessert wird. Es ist auch möglich, daß nur die eine Seite des Kopfes schmerzt.
Dosierung: 3mal täglich 5 Tropfen oder 1 Tablette Ipecacuanha D 4.

Periodenschmerzen

● Schließlich können auch Frauen zu Ipecacuanha greifen, die sich zur Zeit ihrer *Menstruation* immer wieder elend und schwach fühlen. Ihre Blutungen sind gewöhnlich sehr stark, wobei das Blut eine hellrote Farbe hat.
Dosierung: 3mal täglich 5 Tropfen Ipecacuanha D 4.

Bei diesen Beschwerden müssen Sie Ihren Arzt zu Rate ziehen

Verdauungsbeschwerden

● *Verdauungsbeschwerden* wie krampfartige Magenschmerzen und Durchfall gehören ebenso zum Heilspektrum von Ipecacuanha wie Infektionen von Magen und/oder Darm (zum Beispiel eine *Sommergrippe* oder ein *Darmkatarrh*), wenn diese Erkrankungen mit heftiger Übelkeit und Brechreiz sowie Ekel vor Speisen einhergehen. Die Kranken fühlen sich sehr elend und finden auch durch das Erbrechen keine Erleichterung.
Dosierungsvorschlag: 3mal täglich 5 Tropfen Ipecacuanha D 4.

Husten mit Erbrechen

● Auch bei *Hustenanfällen*, die so heftig sind, daß sie Erbrechen auslösen, kann Ipecacuanha helfen. Zwischen den Hustenattacken müssen die Patienten regelrecht nach Luft schnappen, um zu Atem zu kommen. Wenn man aufmerksam hinhört, kann man manchmal beim Atmen oder Husten des Patienten ein rasselndes Geräusch in der Brust hören.
Welche Krankheit diesen Beschwerden zugrunde liegt, ist für die Behandlung mit Ipecacuanha von untergeordneter Bedeutung; es kann sich um eine Bronchitis mit festsitzendem Schleim, um Keuchhusten, um einen allergisch bedingten Husten oder um Asthma handeln.
Dosierungsvorschlag: 3mal täglich 5 Tropfen Ipecacuanha D 4.

Mercurius solubilis – Gegen entzündliche Veränderungen an Schleimhaut und Haut

Daraus wird dieses Homöopathikum bereitet

Sein Name, wörtlich übersetzt »lösliches Quecksilber«, ist etwas irreführend, denn es handelt sich bei diesem Homöopathikum nicht um reines Quecksilber, sondern um ein Gemisch aus verschiedenen quecksilberhaltigen Verbindungen und Quecksilber.

Hergestellt wird es aus Quecksilbernitrat mit Hilfe von Salpetersäure und Ammoniak. Dabei erhält man ein schwarzes, glänzendes Pulver, das dann nach den homöopathischen Regeln weiterverarbeitet wird. Bis zur sechsten Dezimalpotenz (D 6) gibt es nur feste Arzneiformen, zum Beispiel Pulver und Tabletten.

Diese Menschen sprechen auf Mercurius solubilis am besten an (Wesenstyp)

Hastig, fahrig, unruhig, gereizt

Mit vier Eigenschaften kann man das Wesen eines Mercurius solubilis-Patienten schon recht vollständig umschreiben: hastig, fahrig, unruhig und gereizt. Diese Wesenszüge bestimmen seine Lebensweise, seinen Umgang mit Menschen, seine Arbeitsweise und vieles mehr. Dazu gehört zum Beispiel auch, daß konzentriertes, gründliches Arbeiten so gar nicht seine Art ist. Wenn er etwas leisten muß, fließt sein Schweiß in Strömen, ist dabei recht klebrig und riecht sehr unangenehm. Nachts erreichen Stimmung und Befinden eines Mercurius solubilis-Patienten einen Tiefpunkt. Auch bei kaltem, insbesondere naßkaltem Wetter fühlt er sich äußerst unwohl.

Man verwendet dieses Homöopathikum sehr gerne bei entzündlichen Vorgängen. Bei dieser Indikation sollte es zu dem Zeitpunkt in die Therapie eingeführt werden, in dem gerade das erste Stadium der Eiterung erreicht wird. Dieser Moment läßt sich beispielsweise daran erkennen, daß Sekrete wie Auswurf bei Husten oder Nasenschleim bei Schnupfen durch den Eiter gelblich gefärbt, manchmal sogar mit Blut durchsetzt sind.

Leichtere Beschwerden, die Sie selbst behandeln können

Schnupfen, Husten, Halsweh

● Bei Erkältungskrankheiten kann man Mercurius solubilis in vielen Fällen anwenden. Es hilft bei *Schnupfen* mit verstopfter Nase, bei dem große Mengen eines wundmachenden Nasensekrets gebildet werden, bei *trockenem Erkältungshusten* mit festsitzendem Schleim und bei *Halsent-*

zündungen, die Schluckbeschwerden und eine überstarke Speichelproduktion auslösen.
Dosierung: 2mal täglich 5 Tropfen oder 1 Tablette Mercurius solubilis D 12.

Bei diesen Beschwerden müssen Sie Ihren Arzt zu Rate ziehen

Beschwerden im Mund

● Sind Schleimhäute entzündet, kann Mercurius solubilis besonders nützlich sein. Dies gilt beispielsweise für *Blutungen mit schwammigen Schwellungen im Mund.* Die Speichelbildung ist erheblich gesteigert und die Lymphknoten am Hals sind häufig schmerzhaft geschwollen.
Beim Blick in den Mund des Patienten stellt man fest, daß am Rand der belegten oder geschwollenen Zunge die Abdrücke der Zähne zu sehen sind. Auch einen unangenehmen Mundgeruch bemerkt man oft. Sehr kritisch ist die Situation, wenn die Erkrankung schon so weit fortgeschritten ist, daß sich Zähne lockern oder sogar ausfallen.
Dosierungsvorschlag: 2mal täglich 5 Tropfen Mercurius solubilis D 12.

Augenentzündung

● Wer kennt nicht das Gefühl, daß es unter dem Augenlid reibt und brennt, als sitze dort ein Sandkorn, das sich trotz aller Bemühungen nicht entfernen läßt. Was nicht verwunderlich ist, denn meist wird die Reizung nicht von einem Fremdkörper, sondern einer *Entzündung des Auges* hervorgerufen. Dabei sind die Augen sehr lichtempfindlich; oft tränen sie heftig. Hier hilft Mercurius solubilis.
Dosierungsvorschlag: 3mal täglich 1 Tablette Mercurius solubilis D 6.

Ohrentzündung

● Bei *Ohrenentzündungen* mit stechenden Schmerzen, die sich in der Wärme verschlimmern, lohnt sich der Einsatz von Mercurius solubilis ebenfalls. Diese Art der Ohrenentzündung verursacht aber nicht nur Schmerzen, sie kann auch die Hörfähigkeit erheblich einschränken und zu einer Eiterung führen.
Dosierungsvorschlag: 3mal täglich 1 Tablette Mercurius solubilis D 6.

Mandel-
entzündung

● *Mandelentzündungen* mit heftigen Schluckschmerzen und *Nasennebenhöhlenvereiterungen* mit Absonderung eines hautreizenden, gelblichen Nasensekrets sind weitere Einsatzbereiche von Mercurius solubilis.
Dosierungsvorschlag: 2mal täglich 5 Tropfen oder 1 Tablette Mercurius solubilis D 12.

Colitis
ulcerosa

● Auch *Schleimhautentzündungen in Magen und Darm* mit Brennen, Drücken und Übelkeit sind durch Mercurius solubilis günstig zu beeinflussen. Eine besonders große Bedeutung hat dieses Mittel erlangt bei der Behandlung von Dickdarmentzündungen, zum Beispiel der Colitis ulcerosa.
Das hervorstechendste Symptom dieser in den meisten Fällen sehr unangenehmen und hartnäckigen Erkrankung sind heftige Durchfälle mit schleimigen und/oder blutigen Stühlen, die die Haut um den After angreifen und wund machen. Nach dem Stuhlgang beschweren sich die Patienten über das Gefühl einer unvollständigen oder noch nicht vollendeten Darmentleerung, was schließlich zu krampfartigen Zuständen des Schließmuskels führen kann.
Das Homöopathikum kann dabei selbstverständlich zusätzlich zu diätetischen oder anderen vom Arzt verordneten Maßnahmen verwendet werden.
Dosierungsvorschlag: 3mal täglich 1 Tablette Mercurius solubilis D 6.

Rheuma-
beschwerden

● Wer sich unzureichend bekleidet naßkaltem Wetter ausgesetzt hat, muß mitunter noch lange dafür büßen. *Rheumatische Schmerzen*, die manche Bewegungen behindern oder sogar unmöglich machen, Muskelschwäche und Gliederzittern sind oft die ärgerlichen und unangenehmen Folgen. Grund dafür sind Entzündungen des Bewegungsapparates, die mit Mercurius solubilis behandelt werden können. Schweißausbrüche und Hitzewallungen tragen zusätzlich zum Mißbefinden des Patienten bei, der vor allem nachts von seinen Beschwerden heimgesucht wird.
Dosierungsvorschlag: 2mal täglich 1 Tablette oder 5 Tropfen Mercurius solubilis D 12.

Haut-entzündung

● *Entzündliche Prozesse der Haut*, zum Beispiel Abszesse und Furunkel, oder unter der Haut, wie etwa Venenentzündungen, können ebenfalls mit Mercurius solubilis behandelt werden. Auch wenn die Erkrankungen sehr dauerhaft und schwer zu bessern sind, wie dies bei einem »offenen Bein« oder nässenden Ekzemen der Fall sein kann, oder wenn eine Eiterung zu befürchten ist, hat Mercurius solubilis schon gute Ergebnisse gezeigt.

Nachts in der Wärme des Bettes tritt regelmäßig eine Verschlimmerung der Entzündungen ein. Die Haut solcher Patienten ist gewöhnlich von Natur aus sehr anfällig und abwehrschwach, so daß Entzündungen und Eiterungen fast ständig auftreten.

Dosierungsvorschlag: 2mal täglich 5 Tropfen oder 1 Tablette Mercurius solubilis D 12.

Nux vomica – Wenn Streß und Hektik krank machen

Daraus wird dieses Homöopathikum bereitet

In Asien, Afrika, Nordaustralien und auf Ceylon wächst der Brechnußbaum, Strychnos nux-vomica, der in die botanische Familie der Loganiaceae eingereiht wird. Er besitzt tellerförmige weiße Blüten, aus denen sich große orangerote Beeren entwickeln. In ihrem Fruchtfleisch eingebettet sind vier bis fünf grünlichgraue, seidigbehaarte Samen, die als »Krähenaugen« bezeichnet werden. Infolge ihres Strychningehalts sind sie ungemein giftig.

Das Homöopathikum Nux vomica wird aus den reifen, getrockneten Beeren des Brechnußbaumes bereitet.

Diese Menschen sprechen auf Nux vomica am besten an (Wesenstyp)

Aufbrausend, reizbar, überarbeitet

Sie haben ein aufbrausendes, reizbares Temperament; es sind die »Managertypen«, die ständig unter Hochspannung stehen, den ganzen Tag über gestreßt, gehetzt und überarbeitet sind und besonders häufig unter jenen Beschwerden leiden, die sich mit Nux vomica erfolgreich behandeln lassen. Ihre Mitmenschen verärgern sie mit ihrem jähzornigen, streitsüchtigen Wesen, sie vertragen keinen Widerspruch und sind oft den ganzen Tag über mißmutig und ärgerlich. Ab und zu haben sie aber Phasen, in denen sie sich sehr niedergeschlagen, ängstlich und weinerlich fühlen.

Nux vomica-Typen, bekannt als Morgenmuffel, fällt das Aufstehen furchtbar schwer, sie sind schlecht gelaunt und ärgerlich, weil all ihre Beschwerden und Schmerzen morgens am schlimmsten sind. Der Genuß von Kaffee, Tabak oder Alkohol bekommt ihnen nicht, obwohl sie andererseits von diesen Reizmitteln nicht lassen können. Jegliches Essen führt im allgemeinen zu einer Verschlechterung ihres Befindens.

Unverträgliche Reizmittel

Leichtere Beschwerden, die Sie selbst behandeln können.

»Kater«-Beschwerden

● Ein Hauptanwendungsgebiet von Nux vomica sind *»Kater«-Beschwerden* nach übermäßigem Alkohol- oder Nikotin-Genuß: Kopfschmerzen, Übelkeit und Brechreiz, Magenkrämpfe und Schwindel mit Benommenheit, wobei das Befinden am »Morgen danach« deutlich am schlimmsten ist.
Dosierung: 5 Tropfen Nux vomica D 6 in stündlichen Abständen bis zum Nachlassen der Beschwerden.

Schnupfen

● Mit Nux vomica kann man auch einen einfachen *Schnupfen* kurieren. Hervorzuheben ist, daß die Nasenschleimhäute der Patienten ausgetrocknet und wund sind, deshalb heftig jucken und in der Nacht anschwellen, so daß beim Schlafen die Atmung nur durch den Mund möglich ist.
Dosierung: 3mal täglich 5 Tropfen Nux vomica D 4

Bei diesen Beschwerden müssen Sie Ihren Arzt zu Rate ziehen

Magen- und Darmbeschwerden

● Die Hektik ihrer Lebensführung schlägt den Menschen vom Nux vomica-Typ häufig auf *Magen und Darm*. Magenschmerzen und -drücken, Sodbrennen und Aufstoßen mit einem bitteren, unangenehmen Geschmack im Mund, Übelkeit und Erbrechen ein bis zwei Stunden nach dem Essen sind die Folgen. Appetit fehlt ihnen gänzlich, zuweilen haben sie sogar eine regelrechte Abneigung gegen Nahrungsmit-

tel. Dann liegt ihnen jegliches Essen wie ein Stein im Magen und sie fühlen sich vollgestopft. Ihr Bauch ist aufgetrieben und reagiert sehr empfindlich auf Druck von außen, zum Beispiel durch einengende Kleidung.
Dosierungsvorschlag: 3mal täglich 5 Tropfen Nux vomica D 4.

Verstopfung

● Außerdem leiden die Patienten häufig unter spastischer Obstipation, einer *Verstopfung*, die durch eine unwillkürliche krampfhafte Verspannung der Darmmuskulatur verursacht wird und mit ständigem, vergeblichem Stuhldrang und kleinknolligen Stühlen verbunden ist. Häufig sind auch *Hämorrhoidalbeschwerden* mit Abgang von Blut mit dem Stuhl.
Dosierungsvorschlag: 3mal täglich 5 Tropfen Nux vomica D 4.

Hexenschuß

● Schließlich hilft Nux vomica bei Kreuzschmerzen und schmerzhaften Verspannungen der Muskulatur, wie sie zum Beispiel für einen *Hexenschuß* typisch sind. Die Schmerzen verstärken sich beim Hinlegen. In der Nacht werden sie so schlimm, daß die Patienten kaum wagen, sich im Bett umzudrehen, weil sie fürchten, sich »das Kreuz zu brechen«. Es kann dabei auch zu Taubheitsgefühlen in den betroffenen Gliedern kommen.
Dosierungsvorschlag: 3- bis 5mal täglich 5 Tropfen Nux vomica D 4.

Phosphorus – Für leicht erschöpfbare und nervöse Patienten

Daraus wird dieses Homöopathikum bereitet

Zur Herstellung wird gelber Phosphor verwendet, eine Substanz, die sich bei einer Lufttemperatur von etwa 60 °C selbst entzündet. Deshalb werden die ersten Verreibungen nach einer Sondervorschrift des homöopathischen Arzneibuches unter besonderen Sicherheitsmaßnahmen hergestellt. Zur homöopathischen Therapie werden nur höhere Potenzen dieses Mittels verwendet.

Diese Menschen sprechen auf Phosphorus am besten an (Wesenstyp)

Es gibt für dieses Konstitutionsmittel eine Reihe sehr verschiedener Anwendungsgebiete, die auf den ersten Blick nichts miteinander zu tun haben. Wenn man die Sache aber näher betrachtet, fällt eine Gemeinsamkeit auf: die meist große Schwäche oder Erschöpfung der Patienten, die sie empfindlich beeinträchtigt; bei fast allen Indikationsgebieten wird dies als hervorstechendes Krankheitszeichen angeführt. Ob es sich nun um Schwächezustände allgemein oder um Kreislaufbeschwerden handelt, ob um Erkrankungen des Bewegungsapparates oder Verdauungsbeschwerden, immer spielen Müdigkeit, Erschöpfung oder auch Zittrigkeit eine Rolle. Menschen vom Phosphorus-Typ sind nicht sehr belastbar, selbst bei kleinen Anstrengungen sind sie rasch erschöpft und fühlen sich »ausgelaugt« und matt. Es fällt ihnen sehr schwer, sich konzentriert mit einer Sache zu beschäftigen, sie weichen allen Dingen aus, die gedankliche Arbeit von ihnen fordern. Aber ebenso schnell wie diese Müdigkeit kommt, ist sie auch wieder vorüber. Meist genügt eine nur kurze Erholungspause.

Schwäche, Erschöpfung

Lebhafte, geistig sehr bewegliche Menschen sprechen im allgemeinen am besten auf Phosphorus an. Oft steigert sich ihre Lebhaftigkeit allerdings bis zur nervösen Überreiztheit. Dann sind sie von Angst, Schreckhaftigkeit und Ruhelosigkeit beherrscht und reagieren auf äußere Reize, beispielsweise Geräusche, Licht und Gerüche, übertrieben stark.

Nervöse Überreiztheit

Leichtere Beschwerden, die Sie selbst behandeln können

● *Nervöse Schwäche* und *Erschöpfungszustände* zählen zu den Haupteinsatzgebieten von Phosphorus, wobei die Patienten am häufigsten über Müdigkeit und Schwindel, verbunden mit Schlaflosigkeit und nervöser Überreiztheit klagen. Während sie sich nachts unruhig im Bett umherwerfen und nicht einschlafen können, sind sie am Tage apathisch und niedergeschlagen. Sie verabscheuen alle äußeren Reize, sogar Gerüche bereiten ihnen Kopfweh.

Schlaflosigkeit

Diese außergewöhnliche Schwäche der Patienten ist häufig darin begründet, daß sie gerade eine schwere Krankheit überstanden haben oder vollkommen überarbeitet sind. Dosierung: 3mal täglich 5 Tropfen Phosphorus D 8.

Nach schwerer Krankheit

Kopfweh

● *Kopfschmerzen* überkommen den Phosphorus-Patienten meist nicht aus heiterem Himmel, sondern sind die Folge von Nervosität oder großen geistigen Anstrengungen, zum Beispiel stunden- oder tagelangem Lernen für ein Examen. Der Betroffene hat dann nicht nur Kopfschmerzen, sondern fühlt sich auch sonst recht mitgenommen. »Benommen« und »betäubt« sind die Worte, mit denen die Patienten ihren Zustand beschreiben, sie klagen außerdem darüber, daß grelles Licht, Geräusche und sogar Gerüche ihre Schmerzen verschlimmern. Schwindel und Schwächegefühle gehören auch hier zu den Symptomen.
Dosierung: 3mal täglich 5 Tropfen Phosphorus D 6.

Parodontose

● Ein weiteres Indikationsgebiet mit Phosphorus sind *Zahnfleischblutungen* mit Trockenheit und Brennen im Munde. Die Patienten sind beunruhigt, denn ihre Zähne lockern sich, in einigen Fällen weicht sogar das Zahnfleisch von den Zahnhälsen zurück. Dann ist es allerdings höchste Zeit für einen Besuch beim Zahnarzt. Diese Menschen haben ständig Durst, teils der brennenden Schmerzen wegen, teils weil sie einen unangenehm sauren Geschmack im Mund haben. Oft ist eine Parodontose die Ursache.
Dosierung: 3mal täglich 5 Tropfen Phosphorus D 8.

Schnupfen, Halsweh, Husten

● Zur Behandlung von Erkältungen mit *Schnupfen, Halsschmerzen* und trockenem *Kitzelhusten* ist Phosphorus ebenfalls geeignet. Die Nase ist verstopft, manchmal auch so wund, daß sie beim Schneuzen blutet; in der Kehle sitzt ein brennender Schmerz, und die Bronchien sind mit zähflüssigem Schleim gefüllt, der sich schlecht abhusten läßt.
Bei plötzlicher Kälte, zum Beispiel, wenn sie aus warmen Räumen ins Freie gehen, und am Abend verschlimmern sich die Beschwerden der Patienten deutlich.
Dosierung: 3mal täglich 5 bis 10 Tropfen Phosphorus D 8.

Wichtig

Bitte beachten Sie:
Wenn nicht innerhalb von ein bis zwei Tagen nach Beginn der Behandlung eine Besserung eintritt, muß der Arzt konsultiert werden!

Bei diesen Beschwerden müssen Sie Ihren Arzt zu Rate ziehen

Kreislaufbeschwerden

● *Schwächezustände*, die gut auf Phosphorus ansprechen, treten auch in Verbindung mit Kreislaufstörungen auf. Herzklopfen und Schwindel nach Aufregung oder Anstrengung, verbunden mit Zittrigkeit und Nervosität, können Manchem das Leben schwer machen. Interessanterweise treten diese Symptome bevorzugt beim Hinlegen und Ausruhen auf. Vielen älteren Menschen, die von »Altersschwindel« geplagt werden, kann man mit Phosphorus ebenfalls helfen.
Dosierungsvorschlag: 2mal täglich 5 Tropfen Phosphorus D 10.

Ohrensausen

● Ein weiteres Leiden, das mit Phosphorus behandelt werden kann, ist das *Ohrensausen*. Die Patienten klagen entweder über Rauschen, Brummen oder Pfeifen im Ohr oder darüber, daß die eigenen Worte wie ein Echo widerhallen.
Dosierungsvorschlag: 3mal täglich 5 Tropfen Phosphorus D 6.

Augenbeschwerden

● Bei *Überanstrengung der Augen* verwendet man Phosphorus dann, wenn Nebel oder rote und grüne Flecken im Gesichtsfeld auftauchen und das Sehen behindern.
Dosierungsvorschlag: 3mal täglich 5 Tropfen Phosphorus D 8.

Magenschmerzen

● Auch im Verdauungstrakt entfaltet Phosphorus eine heilsame Wirkung. Man verwendet es zum Beispiel gegen *brennende oder nagende Schmerzen im Magen*. Diese Beschwerden treten gewöhnlich längere Zeit nach dem Essen auf, wenn der Magen leer ist. Sie sind meist begleitet von Übelkeit, Erbrechen und Aufstoßen mit einem sauren Geschmack im Mund.

Gleichzeitig mit diesem »Hungerschmerz« stören auch hier Zittrigkeit und Schwäche das Befinden der Patienten. Meist sind es sehr nervöse Menschen, die von diesen Beschwerden geplagt werden. Erst wenn sie etwas gegessen haben, geht es ihnen wieder besser. Kalte Getränke lindern zwar zunächst die unangenehmen Beschwerden, führen aber oft nach kurzer Zeit zum Erbrechen. Berührungen des Bauchbereichs werden als sehr schmerzhaft empfunden.
Dosierungsvorschlag: 3mal täglich 5 bis 10 Tropfen Phosphorus D 6.

Durchfall, Blähungen

● *Durchfälle,* die zwar schmerzlos verlaufen, aber den Patienten sehr schwächen, lassen sich mit Phosphorus ebenfalls gut beeinflussen. Oft sind die Stühle fetthaltig oder schleimig. *Blähungen* und unwillkürliches Abgehen des Stuhls bei Erschütterungen, beispielsweise beim Husten oder Niesen, sind weitere, für den Patienten sehr unangenehme Begleiterscheinungen.
Dosierungsvorschlag: 3mal täglich 5 Tropfen Phosphorus D 6.

Leberleiden, Entzündung der Bauchspeicheldrüse

● Außerdem kann man Phosphorus zur unterstützenden Behandlung von *Leberleiden* und bei *Entzündungen der Bauchspeicheldrüse* einsetzen.
Dosierungsvorschlag: 3mal täglich 5 Tropfen Phosphorus D 6.

Kraftlose Glieder

● Wenn sich *Arme oder Beine taub* anfühlen, reißende oder ziehende *Schmerzen in den Gliedern* bestehen oder stechende Schmerzen in den Gelenken, kann Phosphorus ebenfalls zum Einsatz kommen. Als Begleitsymptome sind zum einen brennende Schmerzen zwischen den Schulterblättern mit übergroßer Druckempfindlichkeit der Wirbelsäule zu nennen, zum anderen aber auch – wiederum typisch für den Phosphorus-Patienten – Kraftlosigkeit und Zittern. Die Bewegungsfähigkeit der Patienten ist durch diese Beschwerden stark eingeschränkt.
Dosierungsvorschlag: 2mal täglich 5 Tropfen Phosphorus D 12.

Pulsatilla – Für empfindsame, zaghafte Menschen

Daraus wird dieses Homöopathikum bereitet

Die Küchenschelle, Pulsatilla vulgaris, aus der Familie der Hahnenfußgewächse, ist eine der schönsten Frühlingsblumen unserer Breiten. Sie wächst auf trockenen, sonnigen Grasflächen, auf Steppenheiden und an sonnigen Abhängen. Vielerorts wird sie auch »Osterglocke« genannt, oder ihrer behaarten Blätter wegen »Wolfspfote«. Aus dem derben Wurzelstock treibt die Küchenschelle ein bis mehrere aufrechte, seidigbehaarte Blühstengel, die in einer großen, blauen, glockenförmigen Blüte enden. Die Blüte mit vielen leuchtendgelben Staubgefäßen ist von silberweiß behaarten Hochblättern umgeben, in denen sich der Morgentau in glitzernden Tröpfchen fängt. Das alles verleiht dieser Frühlingsblume ihre besondere Pracht. Sie steht unter Naturschutz.
Das Homöopathikum Pulsatilla wird aus der ganzen, zur Blütezeit geernteten Pflanze hergestellt.

Diese Menschen sprechen auf Pulsatilla am besten an (Wesenstyp)

Sanft, nachgiebig, ängstlich

Besonders gut wirkt dieses Mittel bei empfindsamen, nachgiebigen Menschen, die sich leicht ängstigen, und denen es an Entschlußkraft und Selbstbewußtsein mangelt. Ihre Tränen sitzen locker, sie sind häufig mutlos und niedergeschlagen, lassen sich aber durch tröstende Worte schnell wieder aufmuntern.
Auch ein mürrischer, innerlich frostiger Mensch paßt ins Pulsatilla-Bild. Von seinen Mitmenschen wird er oft als launenhaft bezeichnet, weil seine Stimmungen, zuweilen auch Ort und Art seiner Krankheiten, sehr schnell wechseln.

Frieren von innen

Überdies friert er viel, und zwar von innen heraus. Äußere Wärme, beispielsweise heißes, schwüles Wetter oder warme Kleidung, hilft ihm gegen seine Frostigkeit nicht, sondern ist ihm vielmehr höchst unangenehm. Er zieht sich selten warm an, meist ist er nur recht leicht bekleidet und wirft in der Nacht seine Bettdecke ab. Nur Bewegung an der frischen Luft bessert seine innere Frostigkeit.

Zur Abrundung ist noch zu sagen, daß Menschen vom Pulsatilla-Typ fette Speisen nur sehr schlecht vertragen, vor allem erhitztes tierisches Fett ist ihnen zuwider. Durst haben sie fast nie.

Wichtig

Pulsatilla wird gegen so verschiedene Krankheiten wie Verdauungsbeschwerden, Ohrenschmerzen, Menstruationsbeschwerden, Schnupfen, Augenentzündungen, Venenleiden, Rheuma und zur unterstützenden Behandlung der Masern eingesetzt. Zum Teil sind dies plötzlich auftretende, also akute, zum Teil dauerhaft anhaltende, also chronische Krankheiten. Während bei akuten Beschwerden die körperliche Symptomatik bei der Auswahl im Vordergrund stehen sollte, ist bei der Behandlung der chronischen Krankheiten darüber hinaus auf die für Pulsatilla typischen Wesenszüge zu achten.

Leichtere Beschwerden, die Sie selbst behandeln können

Magenbeschwerden

● »Das Essen liegt mir wie ein Stein im Magen« – das ist eine Aussage, die man von Pulsatilla-Patienten häufig hört. *Völlegefühl* und *Magendrücken* beeinträchtigen sie ebenso wie Übelkeit mit Brechreiz nach dem Genuß von fetten Speisen oder von Süßigkeiten. Ein weiterer Hinweis auf Pulsatilla: Die Kranken klagen über Aufstoßen mit bitterem Geschmack im Mund und haben eine »pappige« Zunge, die von einem weißen Belag überzogen ist. Diese *Verdauungsbeschwerden* sind begleitet von Durchfall, gelegentlich auch im raschen Wechsel mit Verstopfung.
Dosierung: 3mal täglich 5 Tropfen oder 1 Tablette Pulsatilla D 4.

Periodenbeschwerden

● Pulsatilla ist auch ein Frauenmittel, das zum Einsatz kommt, wenn unterschiedliche *Beschwerden durch die Periode* ausgelöst oder verschlimmert werden. Besonders geeignet ist Pulsatilla, wenn die Blutungen sehr schwach sind, unregelmäßig – meist zu spät – einsetzen oder gar ab und zu ausbleiben.

Schon einige Zeit vor Beginn der Periode haben die Frauen ein Gefühl der Schwere in der Beckenregion, als ob die Blutung unmittelbar bevorstünde. Vor und während der Regel leiden sie unter krampfartigen Schmerzen und unterliegen belastenden Gefühlsschwankungen.
Dosierung: 3mal täglich 5 Tropfen oder 1 Tablette Pulsatilla D 4.

Schnupfen

● *Schnupfen*, der sich nicht mehr in der ersten, der akuten Phase befindet, aber den Patienten durch die Bildung eines dicken, gelblichen, übelriechenden Schleims und Störung des Geruchssinns noch sehr beeinträchtigt, ist ein weiteres Indikationsgebiet. Typisch dabei ist, daß sich die Patienten an der frischen Luft besser fühlen.
Dosierung: 3mal täglich 5 Tropfen oder 1 Tablette Pulsatilla D 6.

Bei diesen Beschwerden müssen Sie Ihren Arzt zu Rate ziehen

Mittelohrentzündung

● In der Therapie der *chronischen* (nicht der akuten) *Mittelohrentzündung*, die sich häufig nur durch leichte Hörbeschwerden und Ohrgeräusche wie Klingeln oder Rauschen in den Ohren bemerkbar macht, ist Pulsatilla ebenfalls erfolgreich einzusetzen. Weitere Krankheitszeichen sind heftige, stechende und pulsierende Schmerzen sowie das Austreten einer Flüssigkeit aus dem Ohr.
Dosierungsvorschlag: 3mal täglich 5 Tropfen Pulsatilla D 6.

Augenentzündung

● Auch *Gerstenkorn* und *Augenentzündung* werden mit Pulsatilla behandelt. Als Symptome werden brennende Schmerzen und übermäßige Tränenbildung genannt, wobei beides vor allem beim Aufenthalt in warmen Räumen zu spüren ist.
Dosierungsvorschlag: 3mal täglich 5 Tropfen Pulsatilla D 4.
Bei der Behandlung von Gerstenkörnern kann auch eine Kombination von Pulsatilla und Staphisagria sinnvoll sein.
Dosierungsvorschlag: Im Abstand von 6 bis 8 Stunden im Wechsel 5 Tropfen Pulsatilla D 4 und 5 Tropfen Staphisagria D 4.

Venenleiden

● Mit dem Begriff *Venenleiden* umschreibt man bestimmte Krankheiten unterschiedlichen Schweregrades. Sie treten in letzter Zeit immer häufiger auf, so daß man sie schon zu den Zivilisationskrankheiten zählen kann.
Am Anfang des Krankheitsprozesses steht ein Nachlassen der Gefäßwandspannung, als Folge davon staut sich das Blut in den Venen, so daß sie deutlich unter der Haut sichtbar sind. Die Beine werden zunächst nur am Abend müde und schwer, dann bilden sich Krampfadern; schließlich schwellen die Beine an, weil Flüssigkeit ins Gewebe übertritt. In schlimmen Fällen kommt es zu einer Venenentzündung und zu einem Ulcus cruris, dem »offenen Bein«.

Wichtig

Weil solche Beschwerden nicht plötzlich auftreten, sondern sich meist über längere Zeit, oft nur langsam, aber stetig verschlimmern, muß man bei diesem Anwendungsgebiet – wie bei allen chronischen Krankheiten – darauf achten, daß das Wesen des Patienten mit dem Pulsatilla-Wesenstyp in den wichtigsten Punkten übereinstimmt. Zur Auswahl von Pulsatilla sind auch folgende Kriterien von Bedeutung: Die Beschwerden verschlimmern sich beim Herabhängenlassen des erkrankten Beines und in der Wärme, bei Bewegung in der Kälte dagegen werden sie besser.
Dosierungsvorschlag: 2mal täglich 5 Tropfen Pulsatilla D 12.

Rheumabeschwerden

● Krankheiten des Bewegungsapparates – meist unter dem Begriff *»Rheuma«* zusammengefaßt – können ebenfalls mit Pulsatilla gelindert werden, wenn die Patienten über stechende, reißende Schmerzen klagen, die ständig den Ort wechseln. Zuweilen verschwinden sie auch plötzlich von allein. Das einzige, was der Patient zur Besserung seiner Beschwerden tun kann: Er muß sich bewegen, was den Schmerz ein wenig lindert. Herunterhängenlassen der erkrankten Glieder verschlechtert sein Befinden, das am Abend und in der Nacht gewöhnlich einen Tiefpunkt erreicht.
Dosierungsvorschlag: 2mal täglich 5 Tropfen Pulsatilla D 12.

Masern

● Zum Schluß sei noch angemerkt, daß Pulsatilla zur *unterstützenden Behandlung der Masern* eingesetzt werden kann. Neben dem Ausschlag wird auch eine die Masern

Augen-, Ohren-, Halsentzündung

möglicherweise begleitende Augen-, Ohren- oder Rachenentzündung mit Husten günstig beeinflußt.
Dosierungsvorschlag: 2mal täglich 5 Tropfen oder 1 Tablette Pulsatilla D 12.

Rhus toxicodendron – Das Rheumamittel der Homöopathie

Daraus wird dieses Homöopathikum bereitet

Vor allem in Nordamerika wächst als kleiner Strauch der Giftsumach, Toxicodendron querzifolium, der auch den Namen »Giftefeu« trägt, obwohl er mit unserem Efeu nicht verwandt ist. Die Pflanze führt in allen Teilen Milchsaft mit Giftstoffen, die auf der Haut schwere Entzündungen hervorrufen. Während die Allopathie diese Pflanze nicht als Medikament verwendet, spielt sie in der Homöopathie eine besondere Rolle.
Das Homöopathikum Rhus toxicodendron wird aus den frischen Blättern des Giftsumach bereitet.

Diese Menschen sprechen auf Rhus toxicodendron am besten an (Wesenstyp)

Ausgeprägte Ruhelosigkeit und großer Bewegungsdrang treiben sie um. Eine unbestimmte innere Kraft läßt sie nicht zur Ruhe kommen, nicht einmal nachts im Bett. Sie schlafen schlecht und sind von Angstträumen geplagt, aus denen sie oft jäh und voll Schrecken aufwachen.

Ruhelos, wie betäubt, traurig, ängstlich

Die Ruhelosigkeit der Menschen vom Rhus toxicodendron-Typ ist nicht ihr einziges Problem. Sie fühlen sich auch seelisch nicht besonders wohl. Das Gefühl, wie benebelt oder wie betäubt zu sein, die Gedanken nicht sammeln zu können, und überhaupt »schwer von Begriff« zu sein, bedrückt sie und macht sie traurig, furchtsam und ängstlich.

Kälte und Nässe verschlimmern

Kälte und Nässe mögen sie nicht sonderlich. Das ist auch verständlich, denn viele ihrer Beschwerden werden durch feuchtkalte Witterung hervorgerufen, zumindest verschlimmert. Auch Ausruhen ist von Nachteil; gibt der Patient aber seinem Bewegungsdrang nach, geht es ihm meist besser.

Rheumabeschwerden

Wenn das Knie beim Gehen schmerzt, wenn der Rücken sich nicht mehr krümmen läßt, wenn die Schultern so weh tun, daß man den Arm nicht mehr heben kann, kurz, wenn Glieder schmerzen und damit Bewegungen unmöglich sind, spricht man in der Medizin von Krankheiten des rheumatischen Formenkreises. Bei diesen qualvollen Erkrankungen ist in der Homöopathie Rhus toxicodendron das Mittel der Wahl. Neben diesem Haupteinsatzgebiet leistet es auch in einigen anderen Fällen, etwa bei der Behandlung von Kopfschmerzen, Verdauungsbeschwerden und bestimmten Hauterkrankungen, wertvolle Dienste.

Leichtere Beschwerden, die Sie selbst behandeln können

Steifer Hals

● Jeder kennt wohl den *steifen Hals* oder die Bewegungsschmerzen, nachdem er in leichter Kleidung von einem Unwetter überrascht und bis auf die Haut durchnäßt wurde. Wem es nicht rechtzeitig gelingt, sich umzuziehen und ein heißes Bad zu nehmen, dem bleibt die Hoffnung auf Linderung der Beschwerden durch Rhus toxicodendron.
Dosierung: 3- bis 5mal täglich 5 Tropfen Rhus toxicodendron D 6.

Wichtig

Bitte beachten Sie:
Nach wenigen Tagen sollten die Beschwerden sehr nachgelassen haben, sonst muß ein Arzt zu Rate gezogen werden!

Kopfweh

● »Ich glaube, mein Kopf zerplatzt gleich« – dieser Satz der Patienten beschreibt treffend ihre ziehenden und reißenden *Schmerzen im ganzen Kopf*, verbunden mit der geschilderten typischen Benommenheit.
Dosierung: 3mal täglich 5 Tropfen Rhus toxicodendron D 4.

Bei diesen Beschwerden müssen Sie Ihren Arzt zu Rate ziehen

● Die Symptome von *rheumatischen Entzündungen*, die den Patienten am meisten quälen, sind zum einen heftige Schmerzen, die sich bis zur Unerträglichkeit steigern können, zum anderen eine mehr oder weniger starke Einschränkung der Bewegungsfähigkeit. Von diesen Beschwerden sind hauptsächlich Gelenke, Sehnen, Bänder und Muskeln betroffen – hier liegt der wichtigste Einsatzbereich von Rhus toxicodendron.

Rücken-, Genick- und Nackenschmerzen

Gute Wirkung hat dieses Homöopathikum vor allem bei heftigen *Rückenschmerzen*, vornehmlich am unteren Teil der Wirbelsäule, sowie bei *Genick- und Nackenschmerzen* mit Halssteife. Man nimmt es, wenn sich der ganze Körper wie zerschlagen anfühlt, aber auch, wenn nur einzelne Körperteile betroffen sind. Hin und wieder treten außer den Schmerzen, aber auch, wenn keine Schmerzen bestehen, Empfindungen wie »Taubheit« oder »Kribbeln« in den erkrankten Körperpartien auf; dies ist oft ein Zeichen für eine Nervenentzündung, die ebenfalls mit Rhus toxicodendron behandelt werden kann.

Wichtig

Bei der Behandlung mit Rhus toxicodendron muß unbedingt eine einfache Regel beachtet werden: Erkrankungen des Bewegungsapparates, die sich mit diesem Homöopathikum günstig beeinflussen lassen, bessern sich, wenn der Patient die betroffenen Glieder bewegt, sie verschlechtern sich durch Ruhigstellung. Die ersten Bewegungen nach einer Zeit der Ruhe sind besonders schmerzhaft, erst nach einer kleinen Weile lassen die Beschwerden spürbar nach.

Wärme empfindet der Patient als wohltuend, Kälte und Nässe dagegen als sehr unangenehm. Die Entstehung einer solchen rheumatischen Erkrankung wird oft durch naßkalte Witterung begünstigt.

Dosierungsvorschlag: 3mal täglich 5 Tropfen Rhus toxicodendron D 6.

Durchfall

● Wenn *Durchfall* mit übelriechenden, schleimigen oder wäßrigen Stühlen homöopathisch behandelt werden soll, bietet sich Rhus toxicodendron ebenfalls an. Es ist immer dann angezeigt, wenn die Patienten über ständigen, schrecklichen Durst klagen und ihre Zunge belegt und sogar wund ist.

Dosierungsvorschlag: 3mal täglich 5 Tropfen Rhus toxicodendron D 4.

Haut-beschwerden

● Dieses Mittel eignet sich auch zur Behandlung von *Hauterkrankungen*. Man verwendet es, wenn brennende, juckende Ausschläge mit Bläschen- und Quaddelbildung auftreten, die sehr schlecht verheilen oder nach ihrem Verschwinden sofort wieder neu entstehen. Die Haut schmerzt, die erkrankten Stellen sind gerötet und geschwollen. Ferner gehören nässende Ekzeme oder solche, bei denen sich Blasen auf der Haut zeigen, zum Anwendungsbereich.
Dosierungsvorschlag: 3mal täglich 5 Tropfen oder 1 Tablette Rhus toxicodendron D 6.

Silicea – Für schüchterne, ängstliche Patienten

Daraus wird dieses Homöopathikum bereitet

Sein Grundstoff ist Kieselsäure oder »Siliciumdioxid«, wie die Chemiker diese Substanz nennen. Sie kommt in vielfältiger Form in der Natur vor, zum Beispiel in Mineralien wie Quarz, Feldspat oder Glimmer. Aber auch manche Algen und einige Pflanzen, so der Schachtelhalm, enthalten relativ viel Kieselsäure.
Zur Bereitung des homöopathischen Konstitutionsmittels Silicea wird gefällte, wasserhaltige Kieselsäure verwendet, ein sehr leichtes und lockeres Pulver.

Diese Menschen sprechen auf Silicea am besten an (Wesenstyp)

Scheu, unsicher, passiv

Jeder kennt sie, die zurückhaltenden und schüchternen Menschen. Diese Wesenszüge sind sehr verbreitet und ja auch keineswegs störend. Gesellen sich aber Unsicherheit, geringes Selbstvertrauen und mangelnde Tatkraft hinzu, dann hat man den Silicea-Typ vor sich.
Solche Menschen vertragen weder Kritik noch Widerspruch, da sie ja selbst nicht an sich glauben, und schrecken aus lauter Angst vor einem Mißerfolg vor allen Aufgaben zurück. Ihre große Unentschlossenheit lähmt jegliche Aktivität; auch über kleine Mißgeschicke und Fehler kommen sie nicht hinweg und grübeln tagelang darüber.

Kälte-empfindlich

Sehr auffällig ist ihre »Frostigkeit« – bei Temperaturen, die andere Menschen noch als sehr angenehm empfinden, hüllt sich der Silicea-Typ in warme Decken oder Pullover, um der, wie er meint, grausigen Kälte zu begegnen. Diese Vorsichtsmaßnahme ist in der Tat auch nötig, denn seine außergewöhnliche Kälteempfindlichkeit ist verbunden mit einer stark erhöhten Anfälligkeit für Erkältungskrankheiten. Diese Kälteempfindlichkeit ist so stark, daß bei niedrigen Umgebungstemperaturen grundsätzlich alle seine Symptome und Krankheiten stärker ausgeprägt sind. Geraten diese Menschen doch einmal ins Schwitzen, dann immer nur an einzelnen Körperteilen, vor allem am Kopf und an den Füßen. Ihr Schweiß ist kalt und hat einen säuerlichen Geruch.

Magere Kinder

Ähnliche Eigenschaften wie die Erwachsenen haben auch die Kinder vom Silicea-Typ: Sie sind scheu, meist recht mager und fast immer erkältet.

Leichtere Beschwerden, die Sie selbst behandeln können

Nervöse Beschwerden

● Menschen vom Silicea-Wesenstyp fühlen sich oft »vom Leben überfordert«; darauf reagieren sie mit *nervösen Beschwerden* aller Art, meist ohne daß eine organische Erkrankung festzustellen ist. Das Leben kostet sie so viel Kraft, daß *Erschöpfung* und *Schwäche* an der Tagesordnung sind.

Viele dieser Menschen versuchen, ihre Angst vor dem Leben wenigstens kurzfristig mit Hilfe von Alkohol oder anderen enthemmenden Mitteln zu betäuben. Silicea wirkt natürlich weder aufputschend noch berauschend; es führt vielmehr zu einer langsamen, aber dafür langfristigen Besserung von innen heraus.

Dosierung: 1- bis 2mal täglich 1 Tablette Silicea D 12.

Krankheits-anfällig

● Silicea-Kinder bedürfen großer Zuwendung; vor allem der Umstand, daß sie *fortwährend krank* sind, beunruhigt ihre Eltern. Wichtige Voraussetzung für den Erfolg einer Silicea-Behandlung ist die möglichst genaue Übereinstimmung von Arzneimittel-Typus und Wesen der kleinen Patienten.

Dosierung: 1- bis 2mal täglich 1 Tablette Silicea D 12.

Schnupfen, Husten, Halsweh

● »Frostigkeit« und Erkältungsneigung des Menschen vom Silicea-Typ wurden schon beschrieben. *Schnupfen, Husten, Hals- oder Rachenentzündungen* begleiten ihn oft das ganze Jahr hindurch. Bei seinem Schnupfen greift ein sehr dünnflüssiges, scharfes Nasensekret die Nasenschleimhäute an, die sich entzünden und wund werden, was zur Bildung von Borken und Krusten in der Nasenöffnung führt. Bei Halsentzündungen hat der Patient das unangenehme Gefühl, als hinge ein Haar vom Mund bis in die Luftröhre. Der Kitzelreiz, der dadurch in der Kehle ausgelöst wird, zwingt ihn zu ständigem Räuspern und Husten.
Dosierung: 3mal täglich 1 Tablette Silicea D 6.

Verdauungsbeschwerden

● Verdauungsbeschwerden können dann mit Silicea behandelt werden, wenn sie sich in *Verstopfung, Blähungen und Völlegefühl* äußern. Die Patienten haben zwar oft großen Hunger, jedoch – auch wenn das widersprüchlich klingen mag – keinen Appetit. Gegen gekochte Speisen besteht manchmal sogar ein richtiger Widerwillen. Ihr Hauptproblem aber ist die Verstopfung. Ihre Stühle sind sehr hart, deshalb wird sehr viel Druck zur Darmentleerung benötigt; oft gleite, das berichten viele Patienten, der Stuhl nach dem Pressen in den Darm zurück.
Dosierung: 3mal täglich 1 Tablette Silicea D 6.

Bei diesen Beschwerden müssen Sie Ihren Arzt zu Rate ziehen

Migräne

● Immer wieder auftretende Kopfschmerzen mit Übelkeit, Schwindel und Sehstörungen – das sind die Hauptsymptome von *Migränepatienten*. Die Begleitumstände der Anfälle aber sind bei jedem Menschen andere. Ein Einsatz von Silicea hat nur dann Aussicht auf Erfolg, wenn Folgendes zutrifft: Die Schmerzen erzeugen einen so großen Druck von innen, daß die Patienten meinen, ihr Kopf müsse gleich zerplatzen. Kopf und Gesicht sind gerötet und heiß, die Schmerzen bessern sich, wenn sie ein warmes Tuch um den Kopf wickeln. Die Schmerzen werden stärker, wenn Druck auf die Kopfhaut ausgeübt wird.
Dosierungsvorschlag: 3mal täglich 1 Tablette Silicea D 6.

Nasennebenhöhlenentzündung

● Bei *Nasennebenhöhlenentzündungen* mit Eiter im Nasensekret und Husten aufgrund einer *Bronchitis* ist eine Behandlung mit Silicea oft ebenfalls erfolgreich. Die Hustenanfälle sind heftig; sie erschüttern den ganzen Brustkorb und sind von lautem Rasseln in den Bronchien begleitet. Der ausgeworfene, gelbliche Schleim ist mit Eiter durchsetzt.
Dosierungsvorschlag: 3mal täglich 5 bis 10 Tropfen Silicea D 6.

Parodontose

Bläschen im Mund und auf den Lippen

● Zur Behandlung und Vorbeugung der *Parodontose* wird Silicea auch empfohlen (es ist natürlich kein Ersatz für die tägliche Zahnpflege). Wenn ständig Entzündungen und Schwellungen im Mund bestehen, wenn sich die Zähne lockern und sogar ausfallen, ist es höchste Zeit für eine Behandlung mit Silicea. Aber auch bei *Eiterungen oder Bläschen auf der Mundschleimhaut oder den Lippen* wird dieses Mittel verwendet.
Dosierungsvorschlag: Zur Vorbeugung gegen Parodontose und Entzündungen 1mal täglich 1 Tablette Silicea D 12; zur Behandlung der Beschwerden 2mal täglich 1 Tablette Silicea D 6.

Bindegewebs- und Muskelschwäche

● Unter den vielen Erkrankungen des Bewegungsapparates behandelt man jene mit Silicea, denen eine *Schwäche des Bindegewebes und der Muskeln* zugrunde liegt. Diese Schwäche führt dazu, daß die Betroffenen leicht in den Gelenken einknicken und mit Zittrigkeit und einem Nachlassen ihrer Muskelkraft leben müssen. Ziehende und reißende Schmerzen in den Gliedern erschweren alle Bewegungen zusätzlich und machen Anstrengungen zur Qual.
Dosierungsvorschlag: 1mal täglich 1 Tablette Silicea D 12.

Wichtig

● Wenn es bei *Eiterungen* darum geht, die Heilung zu beschleunigen, ist Silicea das Homöopathikum der Wahl. Man verwendet es dann, wenn der Höhepunkt der Eiterung bereits überschritten ist und die Entzündung sich in der Heilungsphase befindet.
Während Belladonna (→ Seite 33) in der Anfangsphase einer Entzündung wirksam ist, Mercurius solubilis (→ Seite 63)

dann, wenn eine Eiterung droht, und Hepar sulfuris (→ Seite 57) während der Eitereröffnung, wird Silicea eingesetzt, um die Abheilung der abklingenden Entzündung zu beschleunigen.

Entzündung am Auge

Deshalb können mit Silicea auch *Gerstenkörner* und *Hagelkörner* behandelt werden. Unter diesen »Körnern« versteht man kleine Verdickungen am Auge, wobei das Gerstenkorn im Gegensatz zum Hagelkorn Schmerzen und Rötung der Augen verursacht.
Dosierungsvorschlag: 3mal täglich 1 Tablette Silicea D 6.

Ohrentzündung

● Die allgemeinen Erklärungen zur Behandlung eitriger Erkrankungen mit Silicea gelten auch für die Therapie *chronischer eitriger Ohrenentzündungen.*
Außerdem kann Silicea auch jene Ohrenleiden lindern, die durch Arteriosklerose entstanden sind, wie etwa Ohrensausen oder Schwerhörigkeit.
Dosierungsvorschlag: 2- bis 3mal täglich 1 Tablette Silicea D 6.

Hautentzündung

● Die günstige Wirkung auf die Heilung eitriger Entzündungen kommt natürlich vor allem bei Hauterkrankungen zum Tragen. *Furunkel, Ekzeme, Blasen, Pusteln, nicht heilende offene Beine, Nagelbetteiterungen und schlecht heilende Wunden* umfaßt das Heilspektrum von Silicea bei Hauterkrankungen.
Dosierungsvorschlag: 3mal täglich 1 Tablette Silicea D 4; bei chronischen Eiterungen (also solchen, die schon längere Zeit bestehen, ohne daß eine Besserung zu erkennen wäre) 2mal täglich 1 Tablette Silicea D 12.

Unser Tip

Man verwendet Silicea auch, wenn *alte Narben wieder schmerzen und anschwellen, bei Überbeinen und Warzen,* wenn die *Fußsohlen brennen und schmerzen,* und bei *Störungen des Haar- und Nagelwachstums,* beispielsweise, wenn die Nägel weich oder spröde sind und splittern.
Dosierung: 3mal täglich 1 Tablette Silicea D 6.

Sulfur – Aktiviert den Stoffwechsel, stärkt die Reaktionskraft des Körpers

Daraus wird dieses Homöopathikum bereitet

»Sulfur« ist der pharmazeutische Name für Schwefel, eine gelbe pulvrige Substanz, die auch bei der Herstellung von Zündhölzern verwendet wird. Dieses Element kommt in riesigen Lagern um den Golf von Mexiko, in Japan und Sizilien vor. Man kann Schwefel durch Abbau dieser Vorkommen gewinnen oder mit Hilfe eines komplizierten technischen Verfahrens aus Schwefelwasserstoff, einem im Erdgas enthaltenen Gas, das entsetzlich nach faulen Eiern stinkt.
Zur Bereitung des homöopathischen Mittels Sulfur verwendet man Schwefelblume, eine bestimmte Form des Schwefels, die sich durch einen besonders feinen Zerteilungsgrad auszeichnet.

Diese Menschen sprechen auf Sulfur am besten an (Wesenstyp)

Körpergeruch

Sie sind meist schon von weitem an ihrem unangenehmen Körpergeruch zu erkennen. Schweiß, Stuhl, Urin – alle Körperausscheidungen riechen schlecht. Dieses Übel läßt sich auch durch häufiges Waschen nicht völlig beseitigen, abgesehen davon, daß Sulfur-Menschen eine Abneigung gegen Baden und Waschen haben.
Ihre Haut ist gelblich bis grau und unrein. Sie juckt und brennt, vor allem auf dem Scheitel und an den Füßen. Nachts in der Bettwärme wird dieses Brennen so unerträglich, daß sie die Füße unter der Decke herausstrecken, um sie zu kühlen. Tagsüber dagegen sind Hände und Füße unangenehm kalt, wobei dieses Kälteempfinden in den Extremitäten oft verbunden ist mit Hitzewallungen am Körperstamm.

Jucken, Brennen, Rötung

Jucken und Brennen spielen auch bei den Beschwerden von Sulfur-Patienten eine wichtige Rolle: Ihr Vorhandensein bei einer Krankheit läßt darauf schließen, daß Sulfur das passende Mittel ist. Außerdem fällt am Sulfur-Patienten auf, daß Haut oder Schleimhäute im Bereich von Körperöffnungen wie Mund, Augen oder Ohren stark gerötet sind.

Die Stimmungslage dieser Menschen schwankt zwischen Traurigkeit und Unruhe, sie sind mürrisch, reizbar, weinerlich und depressiv.

Traurig, unruhig, reizbar

Bei ihren Mitmenschen gelten sie oft als Eigenbrötler, weil sie sich gerne abkapseln und absondern, sich in sich zurückziehen und mit niemandem etwas zu tun haben möchten.

Der Schlaf eines Menschen vom Sulfur-Typ ist ausgesprochen schlecht; er kann weder gut ein- noch durchschlafen. Am Abend liegt er lange wach und wirft sich in seinem Bett hin und her. Wenn er dann endlich in den Schlaf gefunden hat, wacht er häufig in recht kurzen Abständen wieder auf. Auch die Symptome seiner Krankheiten sind in der Nacht meist am schlimmsten. Am frühen Morgen wird er aus dem Bett getrieben, weil er zu dieser Zeit regelmäßig unter Durchfall leidet, der dann im Laufe des Tages wieder verschwindet. Gegen 11 Uhr am Vormittag spürt er ein flaues Gefühl in der Magengrube, das sich erst wieder bessert, wenn er etwas gegessen hat.

Wichtig

Sulfur ist eines der bedeutendsten Arzneimittel der Homöopathie. Es stärkt die allgemeine Reaktionskraft unserer Zellen, so daß der Körper besser entgiften, krankmachende Schlacken leichter ausscheiden kann. Auf diese Weise hilft Sulfur, vor allem bei chronischen Krankheiten, die Selbstheilungskräfte des Organismus zu aktivieren und vielfach auch langwierige Leiden schließlich zu heilen.

Leichtere Beschwerden, die Sie selbst behandeln können

Umstimmung des Organismus

- Die positive Wirkung von Sulfur auf die Entgiftungsvorgänge in unserem Körper läßt sich besonders gut zur *Umstimmung des Organismus in der Rekonvaleszenzzeit* nach schweren Infektionskrankheiten oder verschleppten Erkältungskrankheiten nutzen, wenn Schwäche, Appetitlosigkeit, Gliederschmerzen und Müdigkeit die Heilung verzögern.

Besonders wirkungsvoll ist der Einsatz von Sulfur dann, wenn eine Krankheit nicht gründlich ausgeheilt, sondern nur

unterdrückt wurde und somit »unterschwellig« im Körper vorhanden bleibt und ihn schwächt.
Die Patienten merken, daß mit ihnen etwas nicht stimmt, wissen aber nicht genau, worunter sie leiden. Oft ist die überstandene Krankheit schon fast vergessen, weil ihre Symptome längst nicht mehr zu spüren sind. Aber die Patienten fühlen sich schlapp und müde, sind deprimiert und schwunglos. Nachts im Bett sind sie in Schweiß gebadet und schlafen sehr schlecht.

Schlapp, müde, schwunglos

Wenn diese Schwächezustände sich einstellen im Anschluß an eine Grippe oder eine andere Infektionskrankheit, die noch nicht einmal so furchtbar schlimm gewesen sein muß, dann wird in der Regel eine Behandlung mit Sulfur erfolgreich sein.
Dosierung: 2mal täglich 1 Tablette Sulfur D 4.

Verschleppte Erkältung

● Oft kommt es aber auch vor, daß eine an sich harmlose *Erkältungskrankheit* nicht vollständig und gründlich ausgeheilt, sondern verschleppt wird, so daß sie, ohne die Tendenz zur Besserung zu zeigen, dem Patienten fortwährend mit ihren Symptomen zur Last fällt. Was immer es ist – ein Schnupfen mit brennendem Schmerz in und an der Nase oder Halsweh mit Heiserkeit und Brennen in der Kehle oder trockener Husten mit zähem, übelriechendem Schleim – Sulfur hilft dem Körper, endgültig fertig zu werden mit der lästigen Krankheit. Da es nicht ganz einfach ist, für diese Fälle eine allgemeingültige Dosierung anzugeben, muß die Dosierung des Mittels der Befindlichkeit des Patienten angepaßt werden.
Dosierung: Zu Beginn der Behandlung 3mal täglich 1 Tablette Sulfur D 4; wird damit keine Wirkung erzielt, Fortsetzung der Behandlung mit 1mal täglich 5 Tropfen oder 1 Tablette Sulfur D 12.

Hitzewallungen

● *Hitzewallungen* mit Blutandrang zum Kopf und Schwindelgefühl, die vor allem Frauen in den Wechseljahren oft schwer zu schaffen machen, sind ebenfalls einer Behandlung mit Sulfur zugänglich. Die Patientinnen haben den unaufhaltsamen Drang, sich an die frische Luft zu begeben. Zu

allem Überfluß müssen sie oft auch noch Kopfschmerzen ertragen, die durch den Blutandrang zum Kopf ausgelöst werden.
Dosierung: 3mal täglich 1 Tablette Sulfur D 4.

Bei diesen Beschwerden müssen Sie Ihren Arzt zu Rate ziehen

Herzbeschwerden

● Mit Sulfur werden auch *nächtliche Herzbeschwerden* behandelt. Die Patienten haben den Eindruck, ein starker Druck – »wie von einem schweren Stein« – laste auf ihrer Brust, behindere das Herz beim Schlagen und nehme ihnen den Atem.
Dosierungsvorschlag: 3mal täglich 1 Tablette oder 5 Tropfen Sulfur D 6.

Venenschwäche

● Aber nicht nur auf das Herz, sondern auch auf das Gefäßsystem hat Sulfur einen positiven Einfluß. So verwendet man es gegen die Folgen der *Venenschwäche*, also gegen Beschwerden, deren Ursache in einer krankhaften Veränderung der Gefäßwände liegt, zum Beispiel müde Beine, Krampfadern und Venenentzündungen oder sogar »offene Beine«. Die Beinvenen der Patienten sind gestaut und durch die Haut hindurch gut sichtbar, Spannungsschmerzen und Schweregefühle in den Beinen werden zu lästigen Begleitbeschwerden und das für Sulfur typische Hitzegefühl in den Füßen ist bei diesen Erkrankungen sehr ausgeprägt.

Hämorrhoiden

Veränderungen in den Gefäßwänden sind auch Ursachen von *Hämorrhoiden* mit Brennen und Jucken am After. Sowohl gegen dieses weitverbreitete, aber allzu oft verschwiegene Leiden als auch gegen die Venenschwäche in anderen Körperbereichen läßt sich mit Sulfur angehen.
Dosierungsvorschlag: 3mal täglich 1 Tablette Sulfur D 4.

Augenentzündung

● Auch die Ausheilung *chronischer Augenentzündungen, Gerstenkörner, Lidrandentzündungen* und die Heilung von *Nasennebenhöhlenentzündungen* wird durch dieses Homöopathikum begünstigt.
Dosierungsvorschlag: 2mal täglich 5 Tropfen Sulfur D 12.

Übelkeit, Sodbrennen

● *Übelkeit* und *Sodbrennen* sind oft Anzeichen dafür, daß bei der Steuerung der Produktion und Ausschüttung von Magensäure und Verdauungsenzymen etwas nicht in Ordnung ist. Beim Sulfur-Patienten ist häufig sogar der gesamte Regulationsmechanismus »Appetit-Hunger-Verdauungsleistung« gestört. Obwohl er großen Hunger hat, kann er immer nur kleine Mengen essen, seinem Verlangen nach Süßigkeiten darf er nicht nachgeben, weil es ihm sonst schlecht wird oder er Sodbrennen bekommt, und fast jeden Morgen gegen 11 Uhr wird ihm so flau im Magen, daß er etwas essen muß, um wieder zu Kräften zu kommen. Gegen Milch und Fleisch hat er eine Abneigung, und von Zeit zu Zeit verliert er den Appetit gänzlich.
Seine Verdauungsbeschwerden bereiten ihm auch andere Unannehmlichkeiten. Völlegefühle und saures Aufstoßen belästigen ihn, seine Zunge ist belegt, schließlich verursacht eine unangenehme Mundtrockenheit mit pappigem Geschmack großen Durst.

Leber-erkrankung

Auch zur *unterstützenden Behandlung von Lebererkrankungen* ist Sulfur geeignet.
Dosierungsvorschlag: 3mal täglich 1 Tablette Sulfur D 4.

Chronische Rheuma-beschwerden

● Bei Krankheiten am Bewegungsapparat wird Sulfur zum einen bei *verzögertem Knochenwachstum* verwendet, zum anderen zur Behandlung *chronischer Rheumaerkrankungen.* Vor allem Rückenschmerzen im Stehen, beim Bücken, aber auch beim Atmen, als ob man sich das Kreuz verrenkt hätte, sind ein Indikationsgebiet für Sulfur. Außerdem kann man es einsetzen, wenn Gelenke, Muskeln oder Sehnen schmerzen und sich nicht mehr richtig bewegen lassen, und bei brennenden, »zuckenden« *Nervenschmerzen.*

Nerven-schmerzen

Dosierungsvorschlag: 2mal täglich 5 Tropfen oder 1 Tablette Sulfur D 6.

Haut-beschwerden

● Seine typische Hautbeschaffenheit macht den Sulfur-Patienten sehr anfällig für eine ganze Reihe von *Hauterkrankungen.* Seine Haut ist unrein und schlecht durchblutet; alle Verletzungen eitern leicht, und es dauert lange, bis sie abgeheilt sind. Deshalb können Akne, eiternde und entzündete

Ausschläge, Furunkel, Nagelbetteiterungen, auch »offene Beine« mit Sulfur behandelt werden.

Ekzeme, Neurodermitis

Wasser verträgt die Haut des Sulfur-Patienten sehr schlecht, sie ist trocken und rauh, so daß auch trockene Ekzeme und Neurodermitis zu den Einsatzgebieten von Sulfur zählen. Diese Hautkrankheiten, die gut auf Sulfur ansprechen, haben gemeinsam, daß sie Jucken und brennende Schmerzen verursachen, wobei das Brennen oft erst durch heftiges Kratzen an den betroffenen Hautstellen entsteht.
Dosierungsvorschlag: 3mal täglich 5 Tropfen oder 1 Tablette Sulfur D 6.

Unser Tip

Die Eigenschaften der Sulfur-Wirkung macht man sich auch zunutze, um den Therapieerfolg anderer Homöopathika zu unterstützen, also dann, wenn eine Behandlung nicht so recht vorangehen will. Dazu wird Sulfur entweder zusätzlich oder für ein bis zwei Wochen kurmäßig als Zwischentherapie eingenommen.
Dosierung: 1mal täglich 5 Tropfen Sulfur D 12.

Zum Nachschlagen

Wegweiser zum passenden Mittel

- Bevor Sie mit der Behandlung beginnen, informieren Sie sich bitte über das homöopathische Mittel Ihrer Wahl. Die Seitenzahlen führen Sie zu den Mittelbeschreibungen.
- Für den Erfolg der Behandlung von Bedeutung sind sowohl die Ausführungen über den Wesenstyp des Mittels als auch die genauen Erläuterungen der Beschwerden. Erst wenn Sie Entsprechungen in Ihrem Wesenstyp und Ihrem Befinden mit dem dargestellten Wesenstyp und den erläuterten Beschwerden erkennen können, beginnen Sie mit der Behandlung.

Abmagerung 30, 31, 82
Abszeß 67
After, Brennen, Jucken am 89
Akne 59, 90
Alkohol, Unverträglichkeit 68
Allergie 22, 23, 63
Alpträume 34, 40, 44, 78
Angst 17, 19, 20, 24, 30, 31, 32, 34, 39, 44, 47, 48, 52, 56, 68, 70, 74, 78, 81
Anschwellung, großflächige 22, 24
Anspannung, geistige 67, 70, 71, 72
Anstrengung 31, 32, 54, 57, 67, 70, 71, 72
Apathie 53, 54, 70
Appetitlosigkeit 31, 32, 45, 59, 63, 68, 83, 87, 90
Arterienverkalkung 27, 28, 29
Asthma 22, 32, 52, 63
Atembeschwerden 20, 22, 24, 32, 35, 44, 47, 52, 63, 89
Aufstoßen 29, 45, 68, 72, 75, 90
Augenbeschwerden 19, 37, 46, 60, 65, 72, 75, 76, 78, 85, 89

Bauchschmerzen 50
Bauchspeicheldrüsenentzündung 73
Beine, offene 33, 67, 77, 85, 89, 91
Benommenheit 26, 28, 53, 55, 68, 71, 78, 79
Bindegewebsschwäche 84
Bindehaut, gerötete 37, 60, 85
Blähungen 26, 29, 47, 50, 73, 83
Blasen auf der Haut 23, 33, 81, 85
Blasenentzündung 19, 23, 27, 38
Blutdruck, hoher 28
Bluterguß 28
Brechreiz 32, 38, 45, 52, 58, 62, 63, 68, 72, 75
Brennen beim Wasserlassen 23, 27, 38
Bronchialasthma 32, 52
Bronchitis 32, 52, 63, 84

Colitis ulcerosa 66

Darmgrippe 38, 63
Dickdarmentzündung 66
Durchfall 25, 29, 32, 38, 40, 44, 57, 63, 66, 73, 75, 80, 87
Durchschlafstörungen 34, 44, 49, 70, 87, 88

Einschlafstörungen 19, 34, 39, 49, 70, 87, 88
Ekzem 33, 45, 60, 67, 81, 85, 91
Empfindsamkeit 30, 74
Entkräftung 29, 31, 30, 53, 54, 55, 56, 57, 70, 71, 72, 73, 87, 88
Entschlußkraft, mangelnde 43, 74
Entzündung, akute 17, 34, 64, 74, 75
– am Ohr 19, 35, 37, 46, 47, 60, 65, 75, 76, 78, 85
– im Mund 65, 84
– an den Gelenken 23, 38, 41, 66, 77, 79, 80, 90
Erbrechen 32, 38, 45, 52, 58, 62, 63, 68, 72, 73
Erkältung 18, 22, 31, 32, 35, 36, 41, 44, 46, 50, 54, 58, 71, 87, 88
– bei Kindern 18, 35, 44, 82
– Anfälligkeit für 44, 82
Erkrankung, schlagartig auftretende 17, 34
Ermüdung, rasche 30, 43, 53, 54, 70, 71, 72, 73, 87, 88
Erregung 19, 34, 40, 48, 49
Erschöpfung 26, 29, 30, 48, 53, 55, 57, 70, 71, 72, 73, 82, 87, 88

Fieber 17, 18, 20, 34, 35, 49, 50, 54
Fließschnupfen 18, 31, 35, 41, 54, 68, 83
Frösteln, 18, 43, 74, 81, 82
Furunkel 24, 28, 33, 61, 67, 85, 91
Füße, kalte 18, 28, 43, 74, 81, 82, 86
Fußsohlenbrennen 85, 86, 89

Galle- und Leberleiden 40, 90
geistige Anspannung 43, 67, 70
Gelenkschmerzen 23, 29, 38, 41, 66, 73, 77, 79, 80, 90
Gelenkschwellung 23, 41
Genickschmerzen 79, 80
Gereiztheit 24, 48, 57, 67, 68, 70, 87
Gerstenkorn 60, 76, 85, 89
Gewebeschädigung 27
Gleichgewichtsstörungen 37, 55
Gliederschmerzen 54, 73, 79, 84, 87
grippaler, fiebriger Infekt 17, 18, 19, 34, 35, 36, 41, 54, 87, 88

Haar- und Nagelwachstumsstörungen 85
Hämorroiden 69, 89
Hände, kalte 18, 28, 43, 74, 81, 82, 86
Hagelkorn 85
Halsschmerzen 22, 25, 31, 36, 41, 46, 50, 54, 58, 64, 71, 78, 83, 88
Halssteife 79, 80
Hautbeschwerden 22, 23, 24, 33, 45, 47, 59, 60, 61, 79, 81, 85, 86, 90
Heiserkeit 25, 31, 35, 41, 54
Herzbeschwerden 19, 47, 56, 57, 89
– beklemmung 20, 28, 89
– entzündung 20
– jagen 25
– klopfen 19, 25, 47, 72
– rhythmusstörung 19
Herz-Kreislauf-Störungen 56, 72
Heuschnupfen 22, 55
Hexenschuß 29, 69
Hitzewallungen 28, 66, 86, 88
Hörfähigkeit, nachlassende 46, 65, 76, 85
Husten 18, 25, 31, 32, 35, 41, 46, 49, 50, 52, 53, 54, 58, 61, 63, 64, 71, 78, 83, 84, 88

Insektenstich 24
Interesselosigkeit 43, 44
Ischias 29

Karbunkel 33, 61
»Kater« 68
Keuchhusten 52, 63
Kinder
– Eßunlust 45
– häufig kranke 82
– Knochenwachstum, verzögertes 46, 90
– unleidliche 48
Körpergeruch 86
Kolik 29, 50, 57
Konzentrationsmangel 43, 64, 70, 78
Kopfschmerzen 21, 26, 28, 36, 37, 40, 43, 50, 54, 55, 57, 62, 68, 70, 71, 79, 83, 89
Kräftigung nach einer Krankheit 56, 87, 88
Kraftlosigkeit 29, 43, 53, 54, 55, 56, 70, 71, 72, 73, 87, 88
Krampfadern 29, 77, 89
Kreislaufbeschwerden 56, 70, 72
Kreuzschmerzen 69

Lampenfieber 25
Leber- und Galleleiden 40, 73
Lider, verklebte 46
Lidrandentzündung 60, 89
Lippen, Beschwerden an den 84
Lungenemphysem 53
Lymphdrüsen, geschwollene 37, 43, 44, 65

Magenschmerzen 25, 26, 29, 32, 38, 40, 47, 50, 57, 60, 61, 62, 63, 66, 68, 72, 75
Magen-Darm-Beschwerden 25, 29, 32, 38, 40, 57, 60, 61, 62, 63, 66, 68, 72, 75
Mandelentzündung 23, 36, 43, 44, 46, 59, 66
Masern 37, 75, 77
Menstruationsbeschwerden 36, 49, 55, 61, 62, 75, 76
Migräne 25, 37, 55, 61, 83
Mittelohrentzündung 35, 37, 46, 47, 60, 65, 75, 76
Müdigkeit 53, 55, 70, 71, 72, 73, 87, 88
Mund, Entzündung im 65, 84
Mundgeruch 29, 65
Muskelkater 28
Muskelkrämpfe 33, 38
Muskelschmerzen 29, 51, 66, 77, 80, 90

Nackenschmerzen 80
Nagelbettvereiterung 61, 84, 85, 91

Narbenschmerzen 85
Nasenbluten 28
Nasennebenhöhlenentzündung 26, 59, 66, 84, 89
Nervenentzündung (Neuralgie) 20, 33, 38, 51, 55, 80, 90
Nervosität 24, 26, 49, 68, 70, 71, 72, 73
Neurodermitis 91
Niedergeschlagenheit 43, 57, 68, 70, 74, 87, 88

offene Beine 33, 67, 77, 85, 89, 91
Ohnmacht, Neigung zu 20
Ohrentzündung 19, 35, 37, 46, 47, 51, 60, 65, 75, 76, 78, 85
Ohrensausen 28, 37, 47, 72, 76
Operation 30

Parodontose 65, 71, 84
Prostataleiden 60
Pseudokrupp 59
Puls, schneller 34
Pusteln 28, 33, 45, 85

Quaddeln 23, 33, 81
Quengeln bei Kindern 18, 48
Quetschung 28

Reizbarkeit 24, 48, 57, 64, 87
Rekonvaleszenz 56, 71, 87
Rheumabeschwerden 23, 33, 41, 66, 75, 77, 79, 80, 90
Rückenschmerzen 20, 36, 79, 80, 90

Scharlach 37
Schlafstörungen 19, 34, 39, 44, 49, 70, 87, 88
Schleimhautentzündung der Atemwege 44
Schnupfen 18, 22, 31, 35, 41, 54, 58, 64, 68, 71, 75, 76, 83
Schreckhaftigkeit 82
Schüchternheit 39, 81, 82
Schüttelfrost 17
Schwäche 29, 31, 30, 53, 54, 55, 56, 57, 70, 71, 72, 73, 82, 87, 88
Schweißausbruch 19, 21, 35, 37, 40, 43, 44, 45, 50, 57, 64, 88
Schwellung im Mund 65, 84
Schwerhörigkeit 46, 65, 85
Schwindel 20, 26, 37, 40, 55, 68, 71, 72, 83, 88
Sehnenschmerzen 29, 80, 90
Sehstörungen 55, 83
Selbstbewußtsein, mangelndes 43, 74, 81, 82
Sodbrennen 45, 68, 90
Sommergrippe 55, 61, 63
Sonne, langer Aufenthalt in der 21, 36, 37
Staublunge 53
Stoffwechselaktivierung 87
Streß 39, 67

Taubheitsgefühl 20, 73, 80
Trägheit 43, 57
Tränen der Augen 19, 65, 76
Traurigkeit 39, 43, 74, 78, 87
Trigeminusneuralgie 20, 55

Übelkeit 32, 38, 45, 58, 62, 63, 66, 68, 72, 75, 83, 90
Überbein 85
Überlastung 24, 26, 39, 67, 70, 71, 82
Übergewicht 42, 44
Ulcus cruris 33, 67, 77, 85, 89, 91
Unentschlossenheit 43
Ungeduld 48, 49, 68
Unruhe 17, 18, 19, 29, 33, 34, 38, 39, 40, 44, 48, 49, 50, 64, 68, 70, 78, 87
Unsicherheit 43
Unzufriedenheit 39, 57
– bei Kindern 48, 49

Venenentzündung 67, 75, 77, 89
Verdauungsbeschwerden 29, 40, 50, 62, 63, 70, 75, 79, 83, 90
verdorbener Magen 50, 61, 62, 75
Vereiterung 45, 59, 60, 64, 84
Verrenkung 28
Verspannung der Muskulatur 28
Verstauchung 28
Verstopfung 38, 40, 69, 75, 83
Völlegefühl 69, 75, 83, 90

Warzen 85
Wasserlassen, Brennen beim 23, 27, 38
Wechseljahre 19, 88
Wehenschwäche 56
Widerstandskraft, Stärkung der 87, 88
Wunden, schlecht heilende 45, 85
Wundheilung, Beschleunigung der 30

Zähne, gelockerte 65, 71, 84
Zahnextraktion 30
Zahnfleischbluten 71
Zahnschmerzen 19
Zahnung, verzögerte 46
Zahnungsperiode 49
Zittrigkeit 25, 26, 33, 56, 70, 72, 73, 84
Zorn 48, 49, 68

Sachregister

Aconitum 11, 17, 33
Ähnlichkeitssatz 8, 10
Alkohol 16
Allopathie 8
Apis mellifica 19, 21
Argentum nitricum 24
Arnica 27
Arsenicum album 30
Arzneimittelbild 9
Arzneimittelprüfung 9

Behandlung, ganzheitliche 8, 12
Belladonna 19, 33, 84
Bryonia 39

Calcium carbonicum Hahnemanni 42
Chamomilla 47

Dezimalpotenzen 11
Dosierungsvorschrift 15
Drosera 51
Dynamisieren 11

Erstverschlimmerung 16

ganzheitliche Behandlung 8, 12
Gegenreiz 16
Gelsemium 53
Gewissenserforschung 14
Gewöhnung 15
Gewürze 16
Gift 12

HAB 10
Hahnemann, Samuel 8, 9
Heilreiz 10, 11
Hepar sulfuris 57, 85
Homöopathie 7

Ipecacuanha 61

Kaffee 16
Konstitutionsmittel 42, 69, 81
Kräutertee 16

Lebensgeschichte 10
Lebenskraft 10
Leitsymptom 12, 13

Mercurius solubilis 63, 85

Nikotin 16
Nux vomica 67

organspezifisches Mittel 52

Paracelsus 12
Phosphorus 69
Potenzen, Potenzieren, Potenzierung 11
Pulsatilla 74

Reiseapotheke 21
Rhus toxicodendron 78

Silicea 81
Simile 10
Stimmungslage 16
Streukügelchen (Globuli) 15
Sulfur 86
Süßigkeiten 16
Syptomenverschiebung 15

Tablette 15
Tee, schwarzer 16
Tropfen 15

Ursubstanz 10

Wesenstyp 10, 12
Wirkungsminderung 16

Zwischentherapie 91

Überarbeitete Neuausgabe von »Homöopathie für jeden«
Gräfe und Unzer Verlag GmbH 1987

Redaktion: Doris Schimmelpfennig-Funke
Lektorat: Christine Pfützner
Herstellung: Joachim W. Schmidt
Umschlaggestaltung: Heinz Kraxenberger
Satz: Design-Typo-Print GmbH, Ismaning
Printed in Italy

ISBN 3-7742-2849-3

Auflage	5.	4.	3.	2.	
Jahr	99	98	97	96	95